全国中医药专业技术资格考试通关系列

中药专业(初级师)考前冲刺2000题

全国中医药专业技术资格考试命题研究组　编

全国百佳图书出版单位
中国中医药出版社
·北　京·

图书在版编目（CIP）数据

中药专业（初级师）考前冲刺2000题/全国中医药专业技术资格考试命题研究组编．—北京：中国中医药出版社，2021.8

全国中医药专业技术资格考试通关系列

ISBN 978－7－5132－7069－4

Ⅰ.①中…　Ⅱ.①全…　Ⅲ.①中药学－资格考试－习题集　Ⅳ.①R28－44

中国版本图书馆 CIP 数据核字（2021）第 139318 号

中国中医药出版社出版

北京经济技术开发区科创十三街 31 号院二区 8 号楼

邮政编码　100176

传真　010－64405721

河北省武强县画业有限责任公司印刷

各地新华书店经销

开本 787×1092　1/16　印张 11.75　字数 285 千字

2021 年 8 月第 1 版　2021 年 8 月第 1 次印刷

书号　ISBN 978－7－5132－7069－4

定价　52.00 元

网址　www.cptcm.com

答疑热线　010－86464504

购书热线　010－89535836

维权打假　010－64405753

微信服务号　zgzyycbs

微商城网址　https://kdt.im/LIdUGr

官方微博　http://e.weibo.com/cptcm

天猫旗舰店网址　https://zgzyycbs.tmall.com

如有印装质量问题请与本社出版部联系（010－64405510）

使用说明

为进一步贯彻人力资源和社会保障部、国家卫生健康委员会及国家中医药管理局关于全国卫生专业技术资格考试的有关精神，进一步落实中医药专业技术资格考试的目标要求，国家中医药管理局人事教育司委托国家中医药管理局中医师资格认证中心颁布了最新版《全国中医药专业技术资格考试大纲》。

为了配合新大纲的实施，帮助考生顺利通过考试，我们组织高等中医药院校相关学科的优秀教师团队，依据新大纲编写了相应的《全国中医药专业技术资格考试通关系列》丛书。

本书习题按照新大纲，根据历年真卷考点出现频率进行排布，与真实试题相似度极高。力求让考生感受最真实的专业技术资格考试命题环境，使考生在备考时能够对考试的整体情况有更全面的认识和把握，在阶段性复习和临考前能够全面了解自身对知识的掌握情况，做到查缺补漏、有的放矢。

目　　录

中　药　学

一、A 型题（单句型最佳选择题）

答题说明：

以下每一道考题下面有 A、B、C、D、E 五个备选答案。请从中选择一个最佳答案。

1. 中药毒性的含义是
   A. 配伍不当出现的反应
   B. 药不对证出现的不良反应
   C. 常规剂量出现的与治疗无关的不适反应
   D. 中药的偏性
   E. 服药后出现过敏反应

2. 有沉降性质的中药性味是
   A. 苦，温
   B. 辛，寒
   C. 苦，寒
   D. 咸，温
   E. 甘，寒

3. 黄芪与茯苓配伍，这种配伍关系是
   A. 相须
   B. 相使
   C. 相反
   D. 相恶
   E. 相畏

4. 含有易挥发性成分的饮片入汤剂的煎服方法是
   A. 先煎
   B. 另煎
   C. 后下
   D. 包煎
   E. 烊化兑服

5. 不属妊娠绝对禁用的中药是
   A. 麝香
   B. 水蛭
   C. 半夏
   D. 三棱
   E. 斑蝥

6. 细辛不能治疗的是
   A. 鼻渊头痛
   B. 风寒头痛
   C. 寒饮咳喘
   D. 阳亢头痛
   E. 风湿痹痛

7. 既能解表散寒，祛风止痛，通鼻窍；又能燥湿止带，消肿排脓的药物是
   A. 白芷
   B. 荆芥
   C. 防风
   D. 苍术
   E. 羌活

8. 善于疏解半表半里之邪，具有和解退热功效的药物是
   A. 菊花

B. 柴胡
C. 升麻
D. 桑叶
E. 蝉蜕

9. 善治乳痈,人称“乳痈良药,通淋妙品”的药物是
A. 蚤休
B. 连翘
C. 夏枯草
D. 蒲公英
E. 金银花

10. 上以清肺、中以凉胃、下泻肾火的药物是
A. 黄柏
B. 栀子
C. 知母
D. 地骨皮
E. 生地黄

11. 长于鼓舞脾胃清阳之气而治疗湿热泻痢,脾虚泄泻的药物是
A. 葛根
B. 薄荷
C. 桑叶
D. 芦根
E. 天花粉

12. 辛凉解表剂有时配伍少量辛温解表药,其意在
A. 发散风寒
B. 助透表邪外出
C. 解肌发汗
D. 疏散风热
E. 监制方中寒凉,以防凉遏

13. 栀子的归经是
A. 心、肺、胃、三焦经
B. 心、肝、胃、肺经
C. 心、肺、胆、膀胱经
D. 心、胃、肝、胆经
E. 心、胃、肺、膀胱经

14. 下列选项,不属利胆退黄药组的是
A. 栀子、黄柏、秦艽
B. 大黄、龙胆、苦参
C. 郁金、虎杖、白鲜皮
D. 垂盆草、茵陈、金钱草
E. 柴胡、黄芩、川楝子

15. 治疗胃火上炎的头痛、牙龈肿痛,最佳的药对是
A. 玄参、黄芩
B. 石膏、升麻
C. 知母、石膏
D. 黄连、木香
E. 龙胆、黄柏

16. 治疗湿热所致的腹泻、痢疾以及胃热所致的呕吐,首选药物是
A. 黄芩
B. 黄连
C. 黄柏
D. 大黄
E. 龙胆

17. 清热安胎,首选的药物是
A. 枯黄芩
B. 子黄芩
C. 清炒黄芩
D. 酒黄芩
E. 黄芩炭

18. 有清热凉血、定惊功效的药物是
A. 水牛角
B. 栀子
C. 生地黄
D. 牡丹皮

E. 龙胆

19. 用治热陷心包引起的高热，神昏，谵语，首选的药组是
A. 石膏、知母
B. 银柴胡、胡黄连
C. 赤芍、金银花
D. 黄连、连翘
E. 玄参、牡丹皮

20. 既能治疗下焦湿热诸症，又能治疗阴虚发热的药物是
A. 黄芩
B. 黄连
C. 知母
D. 黄柏
E. 青蒿

21. 治疗实热积滞，大便燥结难下，首选的药物是
A. 芦荟
B. 巴豆
C. 火麻仁
D. 大黄
E. 芒硝

22. 水肿胀满，大便秘结，小便不利，首选的药物是
A. 大黄
B. 牵牛子
C. 番泻叶
D. 巴豆
E. 芒硝

23. 需制成霜使用的药材是
A. 松子仁
B. 郁李仁
C. 火麻仁
D. 牵牛子
E. 巴豆

24. 阴虚火旺所致潮热盗汗、心烦等症，首选的药对是
A. 黄柏、沙参
B. 石膏、知母
C. 黄芩、地骨皮
D. 知母、黄柏
E. 牡丹皮、玄参

25. 既可以清肝，又能杀虫的药物是
A. 番泻叶
B. 芦荟
C. 甘遂
D. 芫花
E. 牵牛子

26. 具有祛痰止咳功效的药物是
A. 牵牛子
B. 甘遂
C. 大戟
D. 芫花
E. 商陆

27. 既能治疗风湿痹痛，又能治疗诸骨鲠咽的药物是
A. 五加皮
B. 桑寄生
C. 木瓜
D. 羌活
E. 威灵仙

28. 五加皮具有的功效是
A. 祛风湿，清退虚热
B. 祛风通络，燥湿止痒
C. 祛风湿，强筋骨，安胎
D. 祛风湿，止痹痛，消骨鲠
E. 祛风湿，补肝肾，强筋骨，利水

29. 有补肝肾、强筋骨、安胎作用的祛风湿药是
A. 桑寄生
B. 杜仲
C. 桑枝
D. 豨莶草
E. 臭梧桐

30. 下列各项,不属于乌梢蛇主治病证的是
A. 湿浊中阻,吐泻转筋
B. 风湿痹痛,筋脉拘挛
C. 中风偏枯,半身不遂
D. 麻风顽痹,皮肤瘙痒
E. 破伤风症,角弓反张

31. 治疗小儿急慢惊风或破伤风,可选
A. 威灵仙
B. 蕲蛇
C. 狗脊
D. 木瓜
E. 独活

32. 不属于祛风湿药适应证的是
A. 风湿痹痛
B. 下肢痿弱
C. 麻木不仁
D. 震颤抽搐
E. 筋脉拘挛

33. 防己的功效是
A. 祛风湿,通经络,解表
B. 祛风湿,通经络,安胎
C. 祛风湿,止痛,利水消肿
D. 发散解表,化湿和胃
E. 祛风湿,止痛,解暑

34. 既可祛风通络,又能止痉、止痒的药物是
A. 蚕沙
B. 秦艽
C. 木瓜
D. 威灵仙
E. 乌梢蛇

35. 既能祛风除湿通络,又能清热解毒的药物是
A. 独活
B. 五加皮
C. 豨莶草
D. 木瓜
E. 桑寄生

36. 下列各项,不属厚朴功效的是
A. 行气
B. 活血
C. 燥湿
D. 消积
E. 平喘

37. 下列各项,不具有止呕功效的是
A. 半夏
B. 藿香
C. 佩兰
D. 豆蔻
E. 竹茹

38. 化湿药的主治病证是
A. 水湿内停
B. 风湿痹证
C. 水肿
D. 湿阻中焦证
E. 疮疡疥癣

39. 脾虚湿盛之食少泄泻,水肿腹胀,脚气浮肿,首选的药物是
A. 猪苓
B. 木通
C. 石韦
D. 薏苡仁
E. 车前子

40. 既可用于热淋、砂淋、石淋，又可用于恶疮肿毒、毒蛇咬伤的药物是
A. 泽泻
B. 冬葵子
C. 车前子
D. 金钱草
E. 猪苓

41. 治疗营血亏虚，肝肾不足之痹痛的药物是
A. 桑寄生
B. 威灵仙
C. 鸡血藤
D. 独活
E. 海风藤

42. 治疗血淋首选的药物是
A. 车前子
B. 石韦
C. 侧柏叶
D. 萆薢
E. 萹蓄

43. 下列各项，不属滑石主治病证的是
A. 湿热、淋痛
B. 暑温、湿温
C. 湿疹、湿疮
D. 暑热、痱毒
E. 寒湿带下

44. 功能甘淡渗泄，利水渗湿，兼能泄热的药物是
A. 茯苓
B. 车前子
C. 木通
D. 泽泻
E. 冬瓜皮

45. 既可利湿退黄，利尿通淋，又可解毒消肿的药物是
A. 泽泻
B. 石韦
C. 瞿麦
D. 茯苓
E. 金钱草

46. 吴茱萸善治的头痛是
A. 风寒头痛
B. 鼻渊头痛
C. 少阴头痛
D. 厥阴头痛
E. 少阳头痛

47. 性微温而善于芳香化湿的药物是
A. 香薷
B. 佩兰
C. 砂仁
D. 豆蔻
E. 藿香

48. 治疗下元虚冷，肾不纳气之虚喘，宜选用的药物是
A. 佛手
B. 沉香
C. 乌药
D. 川楝子
E. 青木香

49. 治湿热泻痢，里急后重，最宜用
A. 陈皮、黄连
B. 木香、黄连
C. 青皮、黄连
D. 金银花、黄连
E. 厚朴、黄连

50. 有消食健胃、涩精止遗功效的药物是
A. 麦芽
B. 山楂
C. 鸡内金
D. 谷芽

E. 莱菔子

51. 有消食和胃、发散风寒功效的药物是
A. 紫苏
B. 神曲
C. 谷芽
D. 麦芽
E. 稻芽

52. 用槟榔驱杀绦虫、姜片虫的常用量为
A. 5 ~ 15g
B. 15 ~ 30g
C. 30 ~ 60g
D. 120 ~ 180g
E. 60 ~ 120g

53. 下列药物的用法正确的是
A. 使君子(后下)
B. 苦楝皮(文火久煎)
C. 槟榔(武火急煎)
D. 鹤草芽(烊化)
E. 雷丸(包煎)

54. 贯众的功效是
A. 燥湿杀虫
B. 杀虫消积
C. 杀虫,疗癣
D. 杀虫,清热解毒,止血
E. 行气利水

55. 既能化瘀止血,又能活血定痛的药物是
A. 仙鹤草
B. 白及
C. 三七
D. 大蓟
E. 槐角

56. 下列选项中,不属于大蓟功效的是
A. 散瘀
B. 解毒
C. 凉血止血
D. 敛疮
E. 消痈

57. 下列药物中,能“行血中气滞,气中血滞,专治一身上下诸痛”的是
A. 独活
B. 红花
C. 五灵脂
D. 延胡索
E. 当归

58. 既能凉血止血、安胎,又能清热解毒的药物是
A. 侧柏叶
B. 大蓟
C. 白茅根
D. 苎麻根
E. 地榆

59. 下列选项中,尤宜用于治疗痔疮肿痛出血的药物是
A. 三七
B. 艾叶
C. 槐花
D. 地榆
E. 小蓟

60. 补虚药多数具有的味是
A. 苦
B. 辛
C. 甘
D. 咸
E. 酸

61. 为治疗瘀滞疼痛之要药的药物是
A. 川芎
B. 五灵脂

C. 桃仁
D. 红花
E. 益母草

62. 艾叶的使用方法,正确的是
A. 温经止血宜生用
B. 热盛血旺之出血证忌用
C. 男子忌用
D. 女子胎动不安者慎用
E. 止血温经宜外用

63. 下列各项,不属牛膝功效的是
A. 活血祛瘀
B. 强健筋骨
C. 引火归原
D. 利尿通淋
E. 补益肝肾

64. 有凉血止血散瘀之功,尤宜用于治疗尿血的药物是
A. 白茅根
B. 小蓟
C. 血余炭
D. 地榆
E. 茜草

65. 三棱与莪术的共同作用是
A. 破血行气,利水消肿
B. 活血消痈,通络止痛
C. 破血行气,消积止痛
D. 活血调经,凉血安神
E. 活血祛瘀,生肌敛疮

66. 既能收敛止血,又能止痢、杀虫的药物是
A. 艾叶
B. 仙鹤草
C. 大蓟
D. 蒲黄
E. 炮姜

67. 下列选项中,具有活血通经、凉血止血功效的药物是
A. 棕榈炭
B. 大蓟
C. 川芎
D. 白茅根
E. 茜草

68. 善破血逐瘀、续筋接骨的药物是
A. 水蛭
B. 土鳖虫
C. 虻虫
D. 全蝎
E. 蜈蚣

69. 性温而能破血行气、通经止痛的药物是
A. 川芎
B. 郁金
C. 姜黄
D. 丹参
E. 高良姜

70. 不具有行气功效的饮片是
A. 延胡索
B. 五灵脂
C. 姜黄
D. 乳香
E. 川芎

71. 下列药组不能治疗乳汁不下的是
A. 通草、冬葵子
B. 木通、蒺藜
C. 橘叶、益母草
D. 漏芦、穿山甲(现用代用品)
E. 路路通、王不留行

72. 下列不属于水蛭的主治病证的是
A. 血瘀经闭
B. 癥瘕积聚

C. 心腹疼痛
D. 食积停滞
E. 跌打损伤

73. 有“血中之气药”之称谓的是
A. 香附
B. 川芎
C. 丹参
D. 桃仁
E. 红花

74. 具有活血凉血功效的药组是
A. 郁金、姜黄
B. 川芎、赤芍
C. 郁金、丹参
D. 益母草、泽兰
E. 生地黄、玄参

75. 苦寒有大毒,善散结消肿、通络止痛的药是
A. 血竭
B. 儿茶
C. 刘寄奴
D. 马钱子
E. 土鳖虫

76. 长于治疗心火上炎致口舌生疮、小便不利病证的药物是
A. 黄芩
B. 栀子
C. 淡竹叶
D. 芦根
E. 黄柏

77. 海风藤的功效是
A. 祛风湿,清湿热
B. 祛风湿,通络止痛
C. 祛风湿,利水湿
D. 祛风湿,止痹痛
E. 祛风湿,止泻痢

78. 下列药物中,功能破血行气除痹,善于治疗风湿肩臂疼痛的是
A. 当归
B. 姜黄
C. 大血藤
D. 白前
E. 独活

79. 多服久服对肝功能有一定损害的药物是
A. 鸡血藤
B. 丹参
C. 洋金花
D. 黄药子
E. 土茯苓

80. 下列药物中,可活血祛瘀、润肠通便的是
A. 火麻仁
B. 白芥子
C. 桃仁
D. 郁金
E. 川芎

81. 雷公藤除具有祛风除湿、活血通络,杀虫解毒外,尚能
A. 消肿止痛
B. 定惊止痉
C. 舒筋活络
D. 利水消肿
E. 强健筋骨

82. 桑白皮的主治病证是
A. 肺热声哑,燥热便秘
B. 湿痰咳嗽,色白成块
C. 肺热咳喘,痰多壅盛
D. 燥痰咳嗽,干咳少痰
E. 寒痰喘咳,吐痰清稀

83. 治湿温病湿浊蒙蔽清窍所致窍闭神昏首选的药组是

A. 天南星、半夏
B. 郁金、石菖蒲
C. 郁金、佩兰
D. 砂仁、豆蔻
E. 白芥子、白附子

84. 既能活血调经,祛瘀止痛,又能凉血消痈,除烦安神的药物是
A. 丹参
B. 郁金
C. 五灵脂
D. 红花
E. 桃仁

85. 善燥湿化痰、祛风解痉的药是
A. 半夏
B. 陈皮
C. 皂荚
D. 天南星
E. 苍术

86. 白果具有的功效是
A. 敛肺化痰定喘,止带缩尿
B. 泻肺平喘,利水通淋
C. 止咳平喘,止血止带
D. 纳气平喘,收涩止带
E. 降逆平喘,利水消肿

87. 治惊悸怔忡、失眠多梦,常以朱砂配
A. 酸枣仁
B. 牡蛎
C. 龙骨
D. 磁石
E. 黄柏

88. 既治风湿热痹,又治湿热黄疸的药物是
A. 茵陈
B. 垂盆草
C. 防己
D. 白鲜皮
E. 丹参

89. 磁石的主治病证不包括
A. 心神不宁,惊悸,失眠
B. 癫痫
C. 风热客肺,气逆咳喘
D. 头晕目眩
E. 肾虚气喘

90. 下列选项,不属镇心安神药组的是
A. 龙骨、牡蛎
B. 朱砂、磁石
C. 龟板、鳖甲
D. 珍珠、琥珀
E. 珍珠母、紫贝齿

91. 下列关于重镇安神药的叙述错误的是
A. 重镇安神药质重沉降,多为矿石介壳类
B. 养心安神药多为植物药,有甘润滋养之性
C. 重镇安神药多用于治疗实证之心神不宁、心悸失眠等
D. 养心安神药多用于治疗虚证之心悸怔忡、虚烦不寐等
E. 重镇安神药对心神不宁的重症可以久服治疗

92. 下列药物中,既可安神,又可祛痰的是
A. 合欢皮
B. 桔梗
C. 朱砂
D. 远志
E. 白前

93. 具有养心安神、敛汗功效的药物是
A. 酸枣仁
B. 莲子
C. 远志

D. 合欢皮
E. 夜交藤

94. 下列关于首乌藤的主治病证的陈述,不正确的是
A. 跌打损伤,血瘀肿痛
B. 皮肤痒疹
C. 血虚身痛
D. 风湿痹痛
E. 失眠多梦,心神不宁

95. 下列关于安神药的叙述错误的是
A. 朱砂适用于治疗心火亢盛之心神不宁
B. 磁石适用于治疗阴虚阳亢之心神不宁
C. 酸枣仁适用于治疗心肝血虚之心悸失眠
D. 柏子仁适用于治疗心肝血虚之心悸失眠
E. 远志适用于治疗心肾不交之失眠多梦、健忘

96. 既能镇惊安神,又能平肝潜阳,还能收敛固涩的药是
A. 朱砂
B. 琥珀
C. 磁石
D. 龙骨
E. 牡蛎

97. 善解郁安神活血,为悦心安神要药的是
A. 琥珀
B. 首乌藤
C. 合欢皮
D. 柏子仁
E. 酸枣仁

98. 具有平肝疏肝功效的药物是
A. 钩藤
B. 薄荷
C. 柴胡
D. 刺蒺藜
E. 沙苑子

99. 下列选项,不属凉肝息风药的药组是
A. 牛黄、羚羊角
B. 菊花、钩藤
C. 蚤休、熊胆
D. 胆南星、全蝎
E. 玳瑁、珍珠

100. 既能清热定惊,又能平喘、通络利尿的药物是
A. 地龙
B. 全蝎
C. 蜈蚣
D. 钩藤
E. 僵蚕

101. 善于治疗痰热闭阻心窍,神昏口噤的药物是
A. 钩藤
B. 金银花
C. 牛黄
D. 菊花
E. 大青叶

102. 具有清热解毒、息风止痉功效的药组是
A. 桑叶、薄荷
B. 柴胡、葛根
C. 牛黄、熊胆
D. 荆芥、防风
E. 紫花地丁、野菊花

103. 地龙与僵蚕均有的功效是
A. 息风平喘
B. 息风止痛
C. 息风止痒
D. 息风化痰
E. 息风止痉

104. 具有祛风定惊、化痰散结功效的药物是
A. 钩藤
B. 蜈蚣
C. 地龙
D. 远志
E. 僵蚕

105. 有清肝明目、润肠通便功效的药物是
A. 沙苑子
B. 菟丝子
C. 枸杞子
D. 决明子
E. 牛蒡子

106. 下列药物中,有息风止痉、平抑肝阳、祛风通络功效的是
A. 钩藤
B. 天麻
C. 僵蚕
D. 石决明
E. 赭石

107. 牛黄入丸散的成人每日用量是
A. 0.15 ~ 0.35g
B. 1 ~ 1.5g
C. 1.5 ~ 2g
D. 2 ~ 3g
E. 3 ~ 5g

108. 既能安神定惊,又能消毒生肌的药物是
A. 朱砂
B. 龙骨
C. 珍珠
D. 赭石
E. 石决明

109. 赭石的功效是
A. 重镇安神
B. 降逆止呕
C. 养肝明目
D. 收敛固涩
E. 宣肺平喘

110. 苏合香的功效不包括
A. 解毒
B. 醒神
C. 开窍
D. 辟秽
E. 止痛

111. 治疗膏淋首选的药物是
A. 滑石
B. 垂盆草
C. 石韦
D. 金钱草
E. 萆薢

112. 石菖蒲善于治疗的痢疾是
A. 湿热痢
B. 寒湿痢
C. 疫毒痢
D. 休息痢
E. 噤口痢

113. 麝香内服的用量是
A. 0.03 ~ 0.1g
B. 0.3 ~ 0.6g
C. 0.1 ~ 0.2g
D. 0.002 ~ 0.004g
E. 0.001 ~ 0.003g

114. 既能开窍醒神,又能清热止痛的药物是
A. 冰片
B. 樟脑
C. 牛黄
D. 麝香
E. 苏合香

115. 下列各项关于开窍药的说法错误的是
A. 开窍药的功效主要是开窍醒神
B. 开窍药主要用于神志昏迷证
C. 开窍药的作用有凉开与温开之别
D. 开窍药为急救治标之品
E. 开窍药多制成丸散成药服用

116. 既能补气养阴,又能清热生津的药物是
A. 山药
B. 党参
C. 西洋参
D. 黄精
E. 知母

117. 常配伍甘遂、大戟、芫花等峻下之剂,能缓和药性,保护脾胃的药物是
A. 甘草
B. 大枣
C. 饴糖
D. 白术
E. 山药

118. 性热有毒,善温肾壮阳的药物是
A. 仙茅
B. 淫羊藿
C. 锁阳
D. 巴戟天
E. 肉桂

119. 既能益气健脾止汗,又能安胎的药物是
A. 白术
B. 人参
C. 山药
D. 紫苏
E. 党参

120. 具有助阳益阴、固涩下焦功效的药物是
A. 补骨脂
B. 菟丝子
C. 益智仁
D. 肉苁蓉
E. 草河车

121. 下列药组中,有补肝肾、强筋骨、安胎功效的是
A. 杜仲、续断
B. 补骨脂、蛤蚧
C. 香加皮、五加皮
D. 党参、太子参
E. 当归、白芍

122. 治疗肺脾气虚,人参的最佳代用品是
A. 西洋参
B. 太子参
C. 沙参
D. 玄参
E. 党参

123. 补骨脂具有的功效是
A. 补肾壮阳,固精缩尿,明目止泻,纳气平喘
B. 补肾壮阳,固精缩尿,祛风除湿,纳气平喘
C. 补肾壮阳,固精缩尿,止汗安胎,纳气平喘
D. 补肾壮阳,固精缩尿,温脾止泻,纳气平喘
E. 补肾壮阳,固精缩尿,润肠通便,纳气平喘

124. 具有润肺清心、养胃生津功效的药物是
A. 天冬
B. 石斛
C. 生地黄
D. 麦冬
E. 黄精

125. 具有补肾阳、益精血、强筋骨、调冲任、托疮毒功效的药物是
A. 狗脊
B. 补骨脂
C. 鹿茸
D. 蛤蚧

E. 人参

126. 不属于黄芪主治病证的是
A. 气虚自汗
B. 气虚欲脱
C. 疮疡难溃难腐
D. 气血亏虚
E. 脾气虚证

127. 善温脾开胃摄唾的药是
A. 益智
B. 豆蔻
C. 补骨脂
D. 沙苑子
E. 草豆蔻

128. 下列药物中,功能是补肺气、补肺阴、补脾气、补肾固涩的是
A. 人参
B. 山药
C. 党参
D. 西洋参
E. 白术

129. 下列药物中,有助阳益阴、固涩下焦功效的是
A. 紫河车
B. 肉苁蓉
C. 白术
D. 菟丝子
E. 重楼

130. 具有疗伤续断、活血祛瘀止痛功效的药物是
A. 杜仲
B. 桑寄生
C. 五加皮
D. 续断
E. 狗脊

131. 善治脘腹和四肢挛急疼痛的药是
A. 大枣
B. 甘草
C. 蜂蜜
D. 饴糖
E. 木瓜

132. 治疗风热、肝热之目赤肿痛的首选药组是
A. 菊花、麻黄
B. 薄荷、柴胡
C. 桑叶、菊花
D. 蝉蜕、牛蒡子
E. 蝉蜕、柴胡

133. 既能补肾助阳,又能祛风除湿的药物是
A. 巴戟天
B. 肉苁蓉
C. 郁李仁
D. 桑寄生
E. 当归

134. 山茱萸的性味是
A. 酸、涩,微温
B. 甘、涩,温
C. 甘、涩,平
D. 酸、涩,寒
E. 酸、甘,温

135. 可以使用收涩药的病证是
A. 湿热泻痢
B. 外感咳嗽
C. 湿热带下
D. 久泻久痢
E. 血热出血

136. 豆蔻、草豆蔻、肉豆蔻的共同功效是
A. 芳香化湿
B. 涩肠止泻
C. 温中行气

D. 醒脾开胃
E. 调气畅中

137. 下列药物中,被誉为“久泻久痢之涩肠止泻圣药”的是
A. 芡实
B. 海螵蛸
C. 罂粟壳
D. 桑螵蛸
E. 山茱萸

138. 既能清热燥湿,又能泻肝胆火的药物是
A. 决明子
B. 龙胆
C. 黄柏
D. 黄连
E. 菊花

139. 内服须经煨熟去油的药是
A. 肉豆蔻
B. 葛根
C. 诃子
D. 草果
E. 青木香

140. 下列选项,不属苦参功效的是
A. 燥湿
B. 利尿
C. 清热解毒
D. 杀虫止痒
E. 凉血化瘀

141. 性平,功专敛肺固表止汗的药是
A. 麻黄根
B. 生甘草
C. 浮小麦
D. 五味子
E. 糯稻根须

142. 功善安蛔,治蛔厥腹痛的药是
A. 乌梅
B. 槟榔
C. 细辛
D. 贯众
E. 罂粟壳

143. 下列选项中,属于莲子与芡实共同功效的是
A. 益肾固精,健脾止泻,安神
B. 固精止带,补脾止泻,止带
C. 益肾固精,补脾止泻,止带
D. 涩肠止泻,收敛止咳,止痛
E. 敛肺降火,止咳止汗,止泻

144. 蟾酥具有的功效是
A. 杀虫,解毒,止痛
B. 清热,开窍醒神
C. 解毒消痈,敛疮
D. 解毒,止痛,开窍醒神
E. 消痈止痛,蚀疮

145. 下列药物中,既能杀虫止痒、燥湿,又能温肾壮阳的是
A. 蟾酥
B. 蛇床子
C. 地肤子
D. 大蒜
E. 苦参

146. 下列选项,不属治疗梅毒的药物是
A. 大风子
B. 苦参
C. 硼砂
D. 轻粉
E. 土茯苓

147. 外用攻毒杀虫、蚀疮去腐,内服截痰平喘、截疟的药物是

A. 铅丹
B. 升药
C. 轻粉
D. 常山
E. 砒石

148. 有大毒,而功专拔毒祛腐的药是
A. 铅丹
B. 升药
C. 白矾
D. 硼砂
E. 朱砂

二、B 型题(标准配伍题)

答题说明:

以下提供若干组考题,每组考题共用在考题前列出的 A、B、C、D、E 五个备选答案。请从中选择一个与问题关系最密切的答案。某个备选答案可能被选择一次、多次或不被选择。

(149~150 题共用备选答案)
A. 归心经
B. 归肝经
C. 归脾经
D. 归肺经
E. 归肾经

149. 朱砂能治疗心悸失眠,具有重镇安神之功,其归经是
150. 杏仁能治疗胸闷喘咳,具有止咳平喘之功,其归经是

(151~152 题共用备选答案)
A. 发散,行气,行血
B. 收敛固涩
C. 软坚散结,泻下
D. 燥湿
E. 渗湿利水

151. 苦味药的作用是
152. 淡味药的作用是

(153~154 题共用备选答案)
A. 甘草
B. 草乌
C. 桂枝
D. 京三棱
E. 藜芦

153. 不宜与半夏配伍的是
154. 不宜与牙硝配伍的是

(155~156 题共用备选答案)
A. 另煎
B. 后下
C. 包煎
D. 先煎
E. 烊化

155. 薄荷入汤剂的煎服方法是
156. 人参入汤剂的煎服方法是

(157~158 题共用备选答案)
A. 先煎
B. 后下
C. 包煎
D. 另煎
E. 烊化

157. 钩藤入汤剂的煎服方法是
158. 西洋参入汤剂的煎服方法是

(159~160 题共用备选答案)
A. 柴胡、葛根、升麻
B. 薄荷、蝉蜕、牛蒡子
C. 羌活、防风、藁本
D. 白芷、苍耳子、辛夷
E. 桑叶、菊花、蔓荆子

159. 具有疏散风热透疹功效的药物是
160. 具有发散风热升阳功效的药物是

(161～162题共用备选答案)

A. 桂枝
B. 麻黄
C. 防风
D. 香薷
E. 紫苏

161. 治疗痰饮眩晕,首选的药物是
162. 治疗破伤风证,首选的药物是

(163～164题共用备选答案)

A. 麻黄
B. 辛夷
C. 藁本
D. 白芷
E. 羌活

163. 治疗外感风寒之颠顶头痛,首选的药物是
164. 治疗外感风寒之前额、眉棱骨头痛,首选的药物是

(165～166题共用备选答案)

A. 疏散风热,清利头目,利咽透疹,疏肝解郁
B. 疏散风热,息风止痉
C. 疏散风热,清热解毒,平肝明目
D. 疏散风热,升阳透疹
E. 疏散风热,清热解毒

165. 菊花具有的功效是
166. 薄荷具有的功效是

(167～168题共用备选答案)

A. 薄荷
B. 牛蒡子
C. 蝉蜕
D. 荆芥
E. 浮萍

167. 功能疏散风热,解毒透疹,消肿利咽的药物是
168. 功能疏散风热,明目透疹,息风止痉的药物是

(169～170题共用备选答案)

A. 解表散寒,行气宽中,解鱼蟹毒
B. 祛风解表,消肿排脓
C. 发汗解表,温经通脉,助阳化气
D. 发汗解表,温中止呕,温肺止咳
E. 祛风解表,胜湿止痛,止痉

169. 桂枝具有的功效是
170. 紫苏具有的功效是

(171～172题共用备选答案)

A. 胃火牙痛
B. 肺热咳喘
C. 劳热骨蒸
D. 肝火头痛
E. 疥癣麻风

171. 黄芩主治
172. 黄连主治

(173～174题共用备选答案)

A. 清热凉血,养阴,生津
B. 清热凉血,活血散瘀
C. 清热凉血,泻火解毒,滋阴
D. 清热,解毒,利尿
E. 清热凉血,利尿通淋,解毒疮

173. 生地黄具有的功效是
174. 玄参具有的功效是

(175～176题共用备选答案)

A. 黄柏
B. 玄参
C. 知母
D. 牡丹皮
E. 地骨皮

175. 功能退虚热,又可治疗肠痈腹痛的药物是
176. 功能退虚热,又可治疗温病气分壮热烦渴的药物是

(177～178题共用备选答案)

A. 乳痈

B. 肠痈
C. 肺痈
D. 疔毒
E. 大头瘟毒
177. 紫花地丁善于治疗的病证是
178. 板蓝根善于治疗的病证是

（179～180 题共用备选答案）
A. 清热凉血，活血散瘀
B. 清热凉血，祛瘀止痛
C. 凉血活血，解毒透疹
D. 凉血止血，泻火解毒
E. 凉血退蒸，清泻肺热
179. 赤芍具有的功效是
180. 牡丹皮具有的功效是

（181～182 题共用备选答案）
A. 龙胆
B. 黄芩
C. 黄连
D. 黄柏
E. 苦参
181. 功能清热燥湿，又善清肝胆火的药物是
182. 功能清热燥湿，又善祛风杀虫的药物是

（183～184 题共用备选答案）
A. 寒积便秘
B. 肠燥便秘
C. 阳虚便秘
D. 热积便秘
E. 胃肠积滞
183. 火麻仁长于治疗
184. 郁李仁长于治疗

（185～186 题共用备选答案）
A. 炒炭
B. 土炒
C. 醋制
D. 酒制
E. 姜制
185. 可减轻芫花毒性的炮制方法是
186. 可增强大黄止血功效的炮制方法是

（187～188 题共用备选答案）
A. 大黄
B. 番泻叶
C. 巴豆
D. 甘遂
E. 芫花
187. 既能泻水逐饮，又能祛痰止咳的药物是
188. 既能泻水逐饮，又能消肿散结的药物是

（189～190 题共用备选答案）
A. 泻下通便，清肝，杀虫
B. 泻下通便，行水消胀
C. 泻下逐水，杀虫
D. 行气利水，杀虫
E. 泻热通便，润燥软坚，清火消肿
189. 芦荟的功效是
190. 芒硝的功效是

（191～192 题共用备选答案）
A. 大黄配伍芒硝
B. 火麻仁配伍郁李仁
C. 京大戟配伍甘遂
D. 巴豆配伍干姜
E. 芫花配伍牵牛子
191. 治疗热结便秘，宜用
192. 治疗寒积便秘，宜用

（193～194 题共用备选答案）
A. 鹿衔草
B. 狗脊
C. 海风藤
D. 丝瓜络
E. 蚕沙
193. 有祛风通络兼活血功效的药物是
194. 有祛风湿、强筋骨、止血功效的药物是

(195～196题共用备选答案)
A. 祛风湿,止痛,解毒
B. 祛风湿,止痛,利水消肿
C. 祛风湿,利关节,解毒
D. 祛风湿,通络止痛,消骨鲠
E. 祛风湿,止痛,解表
195. 独活的功效是
196. 羌活的功效是

(197～198题共用备选答案)
A. 独活、川乌、威灵仙、防己
B. 防己、络石藤、蕲蛇、穿山龙
C. 川乌、独活、威灵仙、松节
D. 防己、络石藤、豨莶草、穿山龙
E. 蚕沙、伸筋草、秦艽、桑枝
197. 药性寒凉,治风湿热痹的药物是
198. 药性温热,治风寒湿痹的药物是

(199～200题共用备选答案)
A. 既能祛风湿,又能清热解毒
B. 既能祛风湿,又能强筋骨
C. 既能祛风湿,又能清虚热
D. 既能祛风湿,又能凉血消肿
E. 既能祛风湿,又能利关节
199. 桑枝具有的功效是
200. 千年健具有的功效是

(201～202题共用备选答案)
A. 燥湿温中,除痰截疟
B. 化湿行气,温中止泻,安胎
C. 化湿行气,温中止呕
D. 化湿,解暑,利尿
E. 化湿行气,安胎
201. 草果的功效是
202. 砂仁的功效是

(203～204题共用备选答案)
A. 木通
B. 萆薢
C. 玉米须
D. 葫芦
E. 茵陈
203. 小便混浊,色白如米泔,首选的药物是
204. 小便淋沥涩痛,兼见心烦尿赤,口舌生疮,首选的药物是

(205～206题共用备选答案)
A. 茯苓
B. 薏苡仁
C. 滑石
D. 木通
E. 车前子
205. 既可利水渗湿,又能排脓的药物是
206. 既可利水通淋,又能解暑的药物是

(207～208题共用备选答案)
A. 垂盆草
B. 石韦
C. 金钱草
D. 海金沙
E. 地肤子
207. 既可利水通淋,又能止咳的药物是
208. 既可利水通淋,又能杀虫止痒的药物是

(209～210题共用备选答案)
A. 清利湿热
B. 健脾止泻
C. 清利湿热,健脾
D. 收敛生肌
E. 清热通淋
209. 薏苡仁炒用偏于
210. 薏苡仁生用偏于

(211～212题共用备选答案)
A. 木通
B. 石韦
C. 金钱草
D. 萆薢

E. 茵陈
211. 善于治疗砂淋、石淋的药物是
212. 善于治疗血淋的药物是

(213～214 题共用备选答案)
A. 温中散寒,回阳通脉,温肺化饮
B. 散寒止痛,降逆止呕,助阳止泻
C. 温中回阳,散寒止痛,纳气平喘
D. 祛寒止痛,理气和胃,温肺化饮
E. 散寒止痛,补火助阳,理气和胃
213. 干姜具有的功效是
214. 吴茱萸具有的功效是

(215～216 题共用备选答案)
A. 亡阳暴脱,四肢厥逆
B. 元气暴脱,虚汗脉微
C. 肾阳不足,畏寒肢冷
D. 气虚不足,倦怠乏力
E. 神志昏迷,不省人事
215. 附子、干姜共同治疗的病证是
216. 附子、肉桂共同治疗的病证是

(217～218 题共用备选答案)
A. 干姜
B. 附子
C. 肉桂
D. 山茱萸
E. 吴茱萸
217. 治疗脾肾阳虚,五更泄泻的常用中药是
218. 寒凝瘀滞经闭、痛经,宜选用的中药是

(219～220 题共用备选答案)
A. 陈皮
B. 乌药
C. 香附
D. 沉香
E. 薤白
219. 善于行气止痛、温肾散寒的药物是
220. 善于行气止痛、温中止呕的药物是

(221～222 题共用备选答案)
A. 陈皮
B. 青皮
C. 香附
D. 沉香
E. 薤白
221. 善于行脾胃气滞的药物是
222. 善于疏肝郁气滞的药物是

(223～224 题共用备选答案)
A. 疏肝解郁,调经止痛
B. 散寒通阳,解毒散结,调经止痛
C. 通阳散结,疏肝解郁,宽中化痰
D. 清肝泻火,行气止痛,杀虫疗癣
E. 疏肝解郁,消积行滞
223. 川楝子的功效是
224. 香附的功效是

(225～226 题共用备选答案)
A. 胃热呕吐
B. 气逆呕吐
C. 胃虚呕吐
D. 胃寒呕吐
E. 妊娠呕吐
225. 竹茹的治疗病证是
226. 旋覆花的治疗病证是

(227～228 题共用备选答案)
A. 消食兼能杀虫
B. 消食兼能发表
C. 消食兼能疏肝
D. 消食兼能化石
E. 消食兼能化痰
227. 生麦芽的功效特点是
228. 鸡内金的功效特点是

(229～230 题共用备选答案)
A. 莱菔子
B. 谷芽

C. 山楂
D. 麦芽
E. 鸡内金
229. 食积兼胆结石,最佳的选择是
230. 食积兼瘀血痛经,最佳的选择是

(231 ~232 题共用备选答案)
A. 驱杀绦虫,宜研末,用温开水送服
B. 驱杀绦虫,用冷开水调,饭后服
C. 生用力佳,炒用力缓,鲜者优于陈年者
D. 驱杀姜片虫,宜文火久煎
E. 治疗疥癣,宜研末,用醋或蜂蜜涂患处
231. 槟榔的用法是
232. 南瓜子的用法是

(233 ~234 题共用备选答案)
A. 泻下药
B. 消积导滞药
C. 清热药
D. 温里药
E. 健脾药
233. 虫证兼大便秘结应配
234. 虫证兼积滞应配

(235 ~236 题共用备选答案)
A. 使君子
B. 槟榔
C. 苦楝皮
D. 贯众
E. 雷丸
235. 既能杀虫,又能行气消积的药物是
236. 既能杀虫,又能利水的药物是

(237 ~238 题共用备选答案)
A. 鹤草芽
B. 南瓜子
C. 使君子
D. 雷丸
E. 贯众
237. 宜饭后用冷开水调服的驱虫药是
238. 宜连壳或去壳研细粉冷开水调服的驱虫药是

(239 ~240 题共用备选答案)
A. 收敛止血
B. 凉血止血,清热安胎,利尿,解毒
C. 凉血止血,解毒疗疮
D. 凉血止血,利尿解毒
E. 凉血止血,解毒敛疮
239. 棕榈炭具有的功效是
240. 苎麻根具有的功效是

(241 ~242 题共用备选答案)
A. 蒲黄
B. 地榆
C. 大蓟
D. 三七
E. 白茅根
241. 治疗尿血、血淋涩痛的药物是
242. 治疗下焦血热出血证的药物是

(243 ~244 题共用备选答案)
A. 侧柏叶
B. 地榆
C. 大蓟
D. 槐花
E. 小蓟
243. 既善于治疗吐衄便血,又善于治疗肝火上炎之头痛目赤的药物是
244. 既善于治疗吐衄便血,又善于治疗肺热咳嗽有痰的药物是

(245 ~246 题共用备选答案)
A. 川芎、延胡索
B. 没药、红花
C. 益母草、牛膝
D. 水蛭、虻虫
E. 血竭、儿茶

245. 具有活血行气功效的药组是
246. 具有活血调经、利水功效的药组是

(247～248 题共用备选答案)
A. 丹参
B. 红花
C. 益母草
D. 郁金
E. 牛膝
247. 治疗胃火上炎所致的齿痛、口疮，首选药物是
248. 治疗吐血、衄血以及妇女倒经等，首选药物是

(249～250 题共用备选答案)
A. 肠燥便秘
B. 食积胀痛
C. 血虚经闭
D. 产后浮肿
E. 热陷心包之神昏
249. 桃仁治疗的病证是
250. 郁金治疗的病证是

(251～252 题共用备选答案)
A. 补血活血
B. 散瘀接骨
C. 破血行气
D. 清热解毒
E. 止咳平喘
251. 桃仁除活血外，又能
252. 自然铜除止痛外，又能

(253～254 题共用备选答案)
A. 川芎、延胡索
B. 乳香、没药
C. 益母草、牛膝
D. 水蛭、虻虫
E. 血竭、儿茶
253. 具有破血逐瘀功效的药组是
254. 具有活血止痛、消肿生肌功效的药组是

(255～256 题共用备选答案)
A. 利尿通淋
B. 补肝肾，强筋骨
C. 引火下行
D. 活血通经
E. 清热解毒
255. 川牛膝偏于
256. 怀牛膝偏于

(257～258 题共用备选答案)
A. 活血行气，祛风止痛
B. 活血止痛，行气解郁，清心凉血，利胆退黄
C. 活血行气，止痛，消肿生肌
D. 活血调经，祛瘀止痛，凉血消痈，除烦安神
E. 活血祛瘀，润肠通便，止咳平喘
257. 郁金具有的功效是
258. 川芎具有的功效是

(259～260 题共用备选答案)
A. 半夏
B. 瓜蒌
C. 白芥子
D. 川贝母
E. 桔梗
259. 湿痰痰多，心下痞，首选的药物是
260. 热痰壅滞，咳嗽，肠燥便秘，首选的药物是

(261～262 题共用备选答案)
A. 温肺化痰，利气，散结消肿
B. 化痰止咳，和胃降逆
C. 消痰行水，降气止呕
D. 降气祛痰，宣散风热
E. 祛风痰，止痉，止痛，解毒散结
261. 白芥子具有的功效是
262. 白附子具有的功效是

(263~264题共用备选答案)
A. 前胡
B. 桔梗
C. 海蛤壳
D. 天竺黄
E. 竹茹
263. 能清热化痰、清心定惊的药是
264. 能清化热痰、除烦止呕的药是

(265~266题共用备选答案)
A. 清热豁痰,定惊利窍
B. 清热化痰,清心定惊
C. 消痰散结,清热解毒
D. 止咳平喘,润肠通便
E. 润肺止咳,杀虫灭虱
265. 黄药子的功效是
266. 竹沥的功效是

(267~268题共用备选答案)
A. 半夏
B. 瓜蒌
C. 白芥子
D. 川贝母
E. 桔梗
267. 阴虚燥咳,宜选用的药物是
268. 肺痈吐脓,宜选用的药物是

(269~270题共用备选答案)
A. 白芥子
B. 天南星
C. 紫菀
D. 昆布
E. 半夏
269. 善祛脾胃湿痰的药物是
270. 善祛经络风痰的药物是

(271~272题共用备选答案)
A. 既能宁心安神,又能祛痰开窍
B. 既能宁心安神,又能健脾利水
C. 既能宁心安神,又能润肠通便
D. 既能宁神益智,又能祛风通络
E. 既能养心安神,又能收敛固涩
271. 茯苓的功效是
272. 远志的功效是

(273~274题共用备选答案)
A. 活血散瘀
B. 利尿通淋
C. 安神解毒
D. 纳气平喘
E. 软坚散结
273. 磁石的功效是
274. 朱砂的功效是

(275~276题共用备选答案)
A. 解郁安神,活血消肿
B. 养心安神,祛风通络
C. 宁心安神,祛痰消痈
D. 养心安神,敛汗生津
E. 养心安神,润肠通便
275. 柏子仁的功效是
276. 首乌藤的功效是

(277~278题共用备选答案)
A. 朱砂
B. 石菖蒲
C. 柏子仁
D. 合欢皮
E. 首乌藤
277. 有化湿开窍、宁心安神功效的药物是
278. 有疏肝解郁、宁心安神功效的药物是

(279~280题共用备选答案)
A. 牡蛎
B. 朱砂
C. 磁石
D. 龙骨
E. 琥珀

279. 治滑脱诸证宜用
280. 治淋证癃闭宜用

（281～282 题共用备选答案）
A. 桑叶
B. 天麻
C. 蒺藜
D. 罗布麻叶
E. 赭石
281. 除平肝外，又能祛风通络的药物是
282. 除平肝外，又能清热利尿的药物是

（283～284 题共用备选答案）
A. 钩藤
B. 罗布麻
C. 代赭石
D. 全蝎
E. 珍珠
283. 善于治疗肝阳上亢兼小便不利的药物是
284. 善于治疗肝阳上亢兼胃痛吐酸的药物是

（285～286 题共用备选答案）
A. 白附子
B. 竹沥
C. 石菖蒲
D. 冰片
E. 牛黄
285. 中风痰迷，便秘脉实，宜选用的药物是
286. 中风痰迷，心肝有热，宜选用的药物是

（287～288 题共用备选答案）
A. 蝉蜕
B. 牛黄
C. 羚羊角
D. 全蝎
E. 僵蚕
287. 除息肝风外，又能化痰开窍的药物是
288. 除息肝风外，又能清热解毒的药物是

（289～290 题共用备选答案）
A. 既能软坚散结，又能祛风止痛
B. 既能平肝潜阳，又能清肝明目
C. 既能软坚散结，又能利水消肿
D. 既能软坚散结，又能平肝潜阳
E. 既能软坚散结，又能祛瘀止痛
289. 牡蛎的功效是
290. 珍珠母的功效是

（291～292 题共用备选答案）
A. 麝香
B. 牛黄
C. 石菖蒲
D. 皂荚
E. 苏合香
291. 除开窍外，又能活血通经的药是
292. 除开窍外，又能宁神益志的药是

（293～294 题共用备选答案）
A. 补肾阳，祛风除湿
B. 补肝肾，调冲任
C. 补肝肾，益精血
D. 补肝肾，托疮毒
E. 收敛固涩，益气生津
293. 巴戟天的功效是
294. 五味子的功效是

（295～296 题共用备选答案）
A. 祛风湿，补肝肾，强筋骨，安胎
B. 祛风湿，强筋骨，利水消肿
C. 补肝肾，强筋骨，安胎
D. 补肝肾，行血脉，续筋骨，安胎止漏
E. 补肝肾，强筋骨，祛风湿
295. 杜仲具有的功效是
296. 续断具有的功效是

（297～298 题共用备选答案）
A. 既能滋补肝肾，又能益胃生津
B. 既能补脾益气，又能益胃生津

C. 既能滋阴除烦,又能益胃生津
D. 既能清肺养阴,又能益胃生津
E. 既能清火生津,又能滋阴润燥

297. 沙参具有的功效是
298. 天冬具有的功效是

(299~300题共用备选答案)
A. 阴虚火旺
B. 元气虚脱
C. 挛急疼痛
D. 肠燥便秘
E. 中气下陷

299. 甘草最善治
300. 人参最善治

(301~302题共用备选答案)
A. 利尿消肿
B. 补脾益肾
C. 补脾养心
D. 益气养阴
E. 燥湿利水

301. 补骨脂的功效是
302. 莲子的功效是

(303~304题共用备选答案)
A. 软坚散结
B. 凉血止血
C. 镇惊安神
D. 润燥生津
E. 补气生津

303. 鳖甲除能滋阴潜阳外,又能
304. 天冬除能养阴清肺外,又能

(305~306题共用备选答案)
A. 中虚脘腹疼痛
B. 气血不足
C. 气虚自汗
D. 阴虚盗汗
E. 肺气虚证

305. 白术的主治病证是
306. 龟甲的主治病证是

(307~308题共用备选答案)
A. 补气养阴,补脾益肾
B. 补气健脾,升阳举陷
C. 补气养阴,清热生津
D. 补血止血,滋阴润肺
E. 补气燥湿,止汗安胎

307. 阿胶的功效是
308. 黄芪的功效是

(309~310题共用备选答案)
A. 行血脉
B. 托疮毒
C. 润肠燥
D. 补肾阳
E. 敛汗

309. 菟丝子具有的功效是
310. 鹿茸具有的功效是

(311~312题共用备选答案)
A. 补益肝肾,收敛固涩
B. 涩肠止泻,温中行气
C. 涩肠止泻,敛肺止咳
D. 固精缩尿止带,涩肠止泻
E. 固表止汗,益气,除热

311. 金樱子的功效是
312. 肉豆蔻的功效是

(313~314题共用备选答案)
A. 金樱子
B. 麻黄根
C. 黄芪
D. 覆盆子
E. 桑螵蛸

313. 可治疗气虚自汗、阴虚盗汗的药物是
314. 可治疗气虚自汗、体倦乏力的药物是

（315～316 题共用备选答案）

A. 既能敛肺止咳，又能生津安蛔

B. 既能敛肺止咳，又能养心安神

C. 既能敛肺止咳，又能收敛止血

D. 既能敛肺止咳，又能利咽开音

E. 既能敛肺止咳，又能温中行气

315. 乌梅的功效是

316. 海螵蛸的功效是

（317～318 题共用备选答案）

A. 茯苓

B. 猪苓

C. 泽泻

D. 薏苡仁

E. 滑石

317. 甘淡渗湿，功专利水渗湿的药物是

318. 甘淡而寒，既可利水湿，又可解暑热的药物是

（319～320 题共用备选答案）

A. 硫黄

B. 硼砂

C. 蟾酥

D. 常山

E. 明矾

319. 有涌吐痰涎、截疟功效的是

320. 有解毒、止痛、开窍醒神功效的是

参考答案

1. D	2. C	3. B	4. C	5. C	6. D	7. A	8. B	9. D	10. C
11. A	12. B	13. A	14. E	15. B	16. B	17. C	18. A	19. D	20. D
21. E	22. B	23. E	24. D	25. B	26. D	27. E	28. E	29. A	30. A
31. B	32. D	33. C	34. E	35. C	36. B	37. C	38. D	39. D	40. D
41. A	42. B	43. E	44. D	45. E	46. D	47. E	48. B	49. B	50. C
51. B	52. C	53. B	54. D	55. C	56. D	57. D	58. D	59. C	60. C
61. B	62. B	63. C	64. B	65. C	66. B	67. E	68. B	69. C	70. B
71. C	72. D	73. B	74. C	75. D	76. C	77. B	78. B	79. D	80. C
81. A	82. C	83. B	84. A	85. D	86. A	87. D	88. D	89. C	90. C
91. E	92. D	93. A	94. A	95. D	96. D	97. C	98. D	99. D	100. A
101. C	102. C	103. E	104. E	105. D	106. B	107. A	108. C	109. B	110. A
111. E	112. E	113. A	114. A	115. B	116. C	117. B	118. A	119. A	120. B
121. A	122. E	123. D	124. D	125. C	126. B	127. A	128. B	129. D	130. D
131. B	132. C	133. A	134. A	135. D	136. C	137. C	138. B	139. A	140. E
141. A	142. A	143. C	144. D	145. B	146. C	147. E	148. B	149. A	150. D
151. D	152. E	153. B	154. D	155. B	156. A	157. B	158. D	159. B	160. A
161. A	162. C	163. C	164. D	165. C	166. A	167. B	168. C	169. C	170. A
171. B	172. A	173. A	174. C	175. D	176. C	177. D	178. E	179. B	180. A
181. A	182. E	183. B	184. B	185. C	186. A	187. E	188. D	189. A	190. E
191. A	192. D	193. D	194. A	195. E	196. E	197. D	198. C	199. E	200. B
201. A	202. B	203. B	204. A	205. B	206. C	207. B	208. E	209. B	210. A

211. C	212. B	213. A	214. B	215. A	216. C	217. E	218. C	219. B	220. D
221. A	222. B	223. D	224. A	225. A	226. B	227. C	228. D	229. E	230. C
231. C	232. B	233. A	234. B	235. B	236. B	237. D	238. B	239. A	240. B
241. A	242. B	243. D	244. A	245. A	246. C	247. E	248. D	249. A	250. E
251. E	252. B	253. D	254. B	255. D	256. B	257. B	258. A	259. A	260. B
261. A	262. E	263. D	264. E	265. C	266. A	267. D	268. E	269. E	270. B
271. B	272. A	273. D	274. C	275. E	276. B	277. B	278. D	279. D	280. E
281. B	282. D	283. B	284. C	285. B	286. E	287. B	288. C	289. D	290. B
291. A	292. C	293. A	294. E	295. C	296. D	297. D	298. E	299. C	300. B
301. B	302. C	303. A	304. D	305. C	306. D	307. D	308. B	309. D	310. B
311. D	312. B	313. B	314. C	315. A	316. C	317. B	318. E	319. D	320. C

方 剂 学

一、A 型题（单句型最佳选择题）

答题说明：

以下每一道考题下面有 A、B、C、D、E 五个备选答案。请从中选择一个最佳答案。

1. 酒剂的特点是
   A. 吸收较快，能迅速发挥药效，特别是便于根据病情的变化而随证加减，适用于病证较重或病情不稳定的患者
   B. 制备方法简便、吸收较快、节省药材、性质较稳定、不易变质、便于服用与携带
   C. 体积小、含量高、便于服用、口味甜美
   D. 吸收较慢，药效持久，节省药材，体积较小，便于携带与服用
   E. 常于祛风通络和补益方剂中使用

2. 由生姜泻心汤化裁为半夏泻心汤属于
   A. 药量增减的变化
   B. 药味加减的变化
   C. 剂型更换的变化
   D. 药味加减与药量增减变化的联合运用
   E. 药味加减与剂型更换变化的联合运用

3. 症见恶风发热，汗出头痛，鼻鸣干呕，苔白不渴，脉浮缓或浮弱，可选方剂是
   A. 麻黄汤
   B. 桂枝汤
   C. 九味羌活汤
   D. 小青龙汤
   E. 败毒散

4.《温病条辨》所称“辛凉平剂”指的是
   A. 银翘散
   B. 桑菊饮
   C. 桑杏汤
   D. 参苏饮
   E. 白虎汤

5. 人参在败毒散中的配伍意义是
   A. 补气培土生金
   B. 扶正鼓邪外出
   C. 补气以利血行
   D. 补气以助固表
   E. 补气以资汗源

6. 九味羌活汤证的病因病机是
   A. 风寒湿邪，困束肌表，内有蕴热
   B. 阳气不足，感冒风寒，营涩卫郁
   C. 风寒外束，卫阳不得外达，营气涩而不畅
   D. 风邪在表，卫强营弱，营卫不和
   E. 外感风寒，入里化热

7. 外感咳嗽，经服解表宣肺方药邪未尽去，仍咳嗽咽痒，微有恶寒发热者，治宜选用
   A. 桑杏汤
   B. 泻白散
   C. 止嗽散
   D. 桑菊饮
   E. 杏苏散

8. 素有水饮,复感风寒,水寒相搏,以致肺寒气逆,喘咳痰多者,治宜选用
A. 定喘汤
B. 黑锡丹
C. 苏子降气汤
D. 小青龙汤
E. 苓甘五味姜辛汤

9. 下列对小青龙汤方药配伍意义分析不恰当的是
A. 芍药和营养血
B. 五味子酸涩敛气
C. 半夏燥湿化痰
D. 干姜温肺化饮
E. 细辛散寒止痛

10. 九味羌活汤的组成不包括
A. 防风、甘草
B. 当归、陈皮
C. 苍术、白芷
D. 细辛、生地黄
E. 黄芩、川芎

11. 清暑益气汤中西洋参的作用
A. 清热除烦
B. 清热利湿
C. 养阴清热
D. 清热解暑
E. 清暑益气

12. 九味羌活汤的功用是
A. 散寒除湿,通痹止痛
B. 发汗解表,疏风止痛
C. 宣肺散寒,除湿止痛
D. 发汗祛湿,兼清里热
E. 散寒解表,祛风除湿

13. 桂枝汤原方服法要求"服已须臾,啜热稀粥一升余",其意义在于
A. 防止过汗伤阳
B. 助汗以祛外邪
C. 防止过汗伤阴
D. 护中以防伤胃
E. 发汗解表祛风

14. 银翘散中配伍薄荷、牛蒡子的目的是
A. 疏散风热,宣肺止咳
B. 解郁除烦,疏散风热
C. 疏散风热,清利头目
D. 宣郁发表,疏风泄热
E. 解表除烦,宣发郁热

15. 银翘散的功用是
A. 疏风解表,止咳化痰
B. 疏散风热,止咳平喘
C. 辛凉宣泄,清肺平喘
D. 解肌发表,清热解毒
E. 辛凉透表,清热解毒

16. 吴瑭所称"辛凉轻剂"指的是
A. 桑菊饮
B. 杏苏散
C. 桑杏汤
D. 银翘散
E. 白虎汤

17. 桂枝汤中有调和营卫作用的配伍是
A. 芍药与大枣
B. 桂枝与芍药
C. 大枣与甘草
D. 生姜与甘草
E. 桂枝与生姜

18. 以下采用"逆流挽舟"法的方剂是
A. 麻黄细辛附子汤
B. 柴葛解肌汤
C. 败毒散
D. 麻黄杏仁甘草石膏汤

E. 九味羌活汤

19. 银翘散中配伍荆芥穗、淡豆豉的目的是
A. 疏散风热，宣肺止咳
B. 解郁除烦，疏散风热
C. 辛散解表，透邪外出
D. 宣郁发表，疏风泄热
E. 解表除烦，宣发郁热

20. 小青龙汤的功用是
A. 解表化饮，降气平喘
B. 解表散寒，温肺化饮
C. 温肺化痰，降气定喘
D. 宣肺降气，祛痰平喘
E. 温肺化痰，止咳平喘

21. 参苏饮与败毒散的组成中均含有
A. 前胡、茯苓
B. 羌活、当归
C. 薄荷、川芎
D. 陈皮、枳壳
E. 独活、紫苏叶

22. 麻子仁丸、济川煎、增液承气汤均有的功用是
A. 泻热
B. 行气
C. 养血
D. 滋阴
E. 润肠

23. 胃肠燥热，津液不足，大便干燥而小便频数者，治宜选用
A. 五仁丸
B. 增液承气汤
C. 济川煎
D. 麻子仁丸
E. 增液汤

24. 九味羌活汤中，善治少阴头痛的是
A. 羌活
B. 白芷
C. 细辛
D. 川芎
E. 独活

25. 十枣汤的组成药物是
A. 大黄、芫花、芒硝、大枣
B. 大戟、芫花、甘遂、大枣
C. 大戟、甘遂、甘草、大枣
D. 大黄、甘遂、芒硝、大枣
E. 大戟、甘遂、甘草、厚朴

26. 济川煎的功用是
A. 温肾益精，润肠通便
B. 滋阴养血，润肠通便
C. 养阴清热，润肠通便
D. 润肠泻热，行气通便
E. 滋阴增液，通便泻热

27. 大黄在大黄牡丹汤中的配伍意义是
A. 清泻瘀热，分利二便
B. 清热泻火，导热下行
C. 通肠泄热，以下代清
D. 泻热除湿，通肠逐瘀
E. 荡涤肠胃，泄热散结

28. 药物配伍应用中有“火郁发之”之意的是
A. 清胃散、普济消毒饮
B. 仙方活命饮、清营汤
C. 犀角地黄汤、清营汤
D. 凉膈散、黄连解毒汤
E. 普济消毒饮、清营汤

29. 十枣汤服用的最佳时间是
A. 饭后服
B. 饭前服
C. 睡前服

D. 不拘时服
E. 清晨空腹服

30. 热结旁流,脐腹疼痛,按之坚硬有块,口干舌燥,脉滑实者,治宜选用
A. 增液承气汤
B. 大承气汤
C. 黄龙汤
D. 新加黄龙汤
E. 葛根芩连汤

31. 温脾汤的组成药物中不包含
A. 人参
B. 附子
C. 甘草
D. 大黄
E. 生姜

32. 清营汤中体现“透热转气”配伍意义的药物是
A. 银花、生地
B. 黄连、银花
C. 银花、麦冬
D. 银花、连翘
E. 连翘、黄连

33. 黄龙汤主治证的病因病机是
A. 阳明腑实,气阴不足
B. 阳明腑实,气血不足
C. 阳明腑实,津液不足
D. 热结里实,气阴不足
E. 热结里实,津液不足

34. 下列方剂中,配伍寓有“辛开苦降”之意的是
A. 清营汤
B. 半夏泻心汤
C. 泻白散
D. 白头翁汤
E. 桂枝汤

35. 下列各项,不属于逍遥散证临床表现的是
A. 两胁作痛
B. 头痛目眩
C. 神疲食少
D. 月经不调
E. 脉弦而数

36. 体现“养阴透热”配伍药对的是
A. 竹叶和石膏
B. 玄参和麦冬
C. 青蒿和鳖甲
D. 知母和地骨皮
E. 生地和丹皮

37. 下列方剂药物组成中含有烧生姜的方剂是
A. 小青龙汤
B. 吴茱萸汤
C. 生化汤
D. 逍遥散
E. 温经汤

38. 大补阴丸中体现“滋阴降火”配伍意义的药物是
A. 沙参、麦冬
B. 黄柏、知母
C. 熟地、山药
D. 枸杞、当归
E. 栀子、苦参

39. 下列选项中,小柴胡汤的发热特征是
A. 骨蒸潮热
B. 入暮潮热
C. 往来寒热
D. 夜热早凉
E. 身热夜甚

40. 具有泻火解毒功效,可用于治疗黄疸的方

剂是
A. 当归四逆汤
B. 犀角地黄汤
C. 蒿芩清胆汤
D. 黄连解毒汤
E. 仙方活命饮

41. 小柴胡汤和蒿芩清胆汤两方组成中均含有
A. 陈皮、大枣
B. 竹茹、黄芩
C. 半夏、甘草
D. 黄芩、青黛
E. 枳壳、滑石

42. 下列方剂组成中不含有连翘、薄荷的是
A. 凉膈散
B. 银翘散
C. 桑菊饮
D. 普济消毒饮
E. 仙方活命饮

43. 白虎汤中配伍粳米、炙甘草的主要用意是
A. 健脾益气
B. 健脾止泻
C. 益气和中
D. 益胃生津
E. 调和药性

44. 由泽泻、木通、当归、黄芩、龙胆、柴胡、生地黄、甘草、栀子组成的方剂是
A. 凉膈散
B. 龙胆泻肝汤
C. 当归芦荟丸
D. 泻青丸
E. 仙方活命饮

45. 方药配伍寓有“通因通用”之意的方剂是
A. 玉女煎
B. 清胃散
C. 凉膈散
D. 芍药汤
E. 苇茎汤

46. 清暑益气汤中粳米的作用是
A. 益胃和中
B. 健脾化湿
C. 养阴和胃
D. 益气健脾
E. 调和诸药

47. 下列各项,不属于竹叶石膏汤证临床表现的是
A. 身热多汗
B. 心胸烦闷
C. 气逆欲呕
D. 虚烦不寐
E. 舌红苔腻

48. 立法用药体现“行血则便脓自愈,调气则后重自除”的方剂是
A. 败毒散
B. 黄芩汤
C. 芍药汤
D. 白头翁汤
E. 葛根芩连汤

49. 下列各项,不属于龙胆泻肝汤证临床表现的是
A. 耳聋
B. 阴肿
C. 筋痿
D. 吞酸
E. 口苦

50. 芍药汤与白头翁汤两方组成中均含有的药物是
A. 甘草
B. 黄芩

C. 黄柏
D. 黄连
E. 大黄

51. 地黄饮子的主治病证是
A. 丹毒
B. 阴疽
C. 寒痹
D. 喑痱
E. 痿证

52. 当归四逆汤中通草的作用是
A. 通经脉,畅血行
B. 利水渗湿
C. 活血利水
D. 温经散寒
E. 散寒通络

53. 下列各项,不属于理中丸主治病证的是
A. 胸痹
B. 失眠
C. 崩漏
D. 呕吐
E. 小儿慢惊

54. 吴茱萸汤和理中丸两方组成中均含有的药物是
A. 人参
B. 干姜
C. 大枣
D. 白术
E. 吴茱萸

55. 下列各项,不属于四逆汤证临床表现的是
A. 四肢厥逆
B. 腹痛下利
C. 面色苍白
D. 神衰欲寐
E. 脉弦有力

56. 越鞠丸所治六郁证中没有直接治疗的是
A. 湿郁
B. 火郁
C. 痰郁
D. 气郁
E. 食郁

57. 吴茱萸汤的功用是
A. 温中补虚,降逆止痛
B. 温补气血,缓急止痛
C. 温中补虚,和里缓急
D. 温中补气,和里缓急
E. 温中补虚,降逆止呕

58. 下列方剂药物组成中不含有生姜、大枣的是
A. 桂枝汤
B. 理中丸
C. 吴茱萸汤
D. 小建中汤
E. 炙甘草汤

59. 一贯煎的君药是
A. 枸杞子
B. 川楝子
C. 麦冬
D. 地黄
E. 当归

60. 蜀椒与细辛在乌梅丸中的作用是
A. 辛散寒邪
B. 散寒止痛
C. 温中止痛
D. 温脏驱蛔
E. 温脏散寒

61. 小柴胡汤与大柴胡汤中均含有的药物是
A. 半夏、人参
B. 黄芩、大枣

C. 大黄、枳实
D. 芒硝、泽泻
E. 黄芩、甘草

62. 治疗胁肋疼痛，嘈杂吞酸，呕吐口苦，舌红苔黄，脉弦数者，宜用的方剂是
A. 黄连解毒汤
B. 龙胆泻肝汤
C. 清胃散
D. 左金丸
E. 逍遥丸

63. 生脉散与炙甘草汤均具有的作用是
A. 通阳复脉
B. 益气养阴
C. 生津止汗
D. 清热滋阴
E. 生津润燥

64. 含有生地、阿胶的方剂是
A. 一贯煎
B. 猪苓汤
C. 温经汤
D. 炙甘草汤
E. 地黄饮子

65. 当归补血汤中当归与黄芪的配伍比例为
A. 1∶1
B. 1∶2
C. 1∶5
D. 2∶1
E. 5∶1

66. 当归补血汤主治证的脉象是
A. 脉虚数
B. 脉细弱
C. 脉浮虚
D. 脉虚大无力
E. 脉洪大而虚

67. 归脾汤组成中含有的药物是
A. 香附、酸枣仁
B. 木香、炙甘草
C. 香附、炒黄芪
D. 茯神、酸枣仁
E. 玄参、龙眼肉

68. 普济消毒饮组成中含有的药物是
A. 银花、连翘、竹叶
B. 薄荷、玄参、丹皮
C. 蝉蜕、柴胡、桔梗
D. 僵蚕、陈皮、桔梗
E. 升麻、马勃、青黛

69. 下列方剂中可用于治疗疝气瘕聚的是
A. 温经汤
B. 逍遥散
C. 一贯煎
D. 大建中汤
E. 身痛逐瘀汤

70. 四君子汤的主治病证是
A. 脾虚湿盛证
B. 脾胃气虚证
C. 脾虚气陷证
D. 脾肾阳虚证
E. 湿热困脾证

71. 补中益气汤的功用是
A. 健脾益气，养胃和中
B. 益气补血，健脾温阳
C. 补中益气，升阳举陷
D. 健脾养胃，渗湿和中
E. 补中健脾，渗湿止泻

72. 属于炙甘草汤组成的药物是
A. 生地黄、玄参、麦冬
B. 阿胶、当归、芍药
C. 生地黄、阿胶、麦冬

D. 麦冬、火麻仁、酸枣仁
E. 生姜、大枣、黄芪

73. 以下选项中,属于牡蛎散的主治病证是
A. 心阳不潜之自汗证
B. 阳明壮热之大汗证
C. 肝胆湿热之黄汗证
D. 体虚之自汗盗汗证
E. 肺卫气虚之盗汗证

74. 体现益气摄血法的代表方剂是
A. 当归补血汤
B. 固冲汤
C. 补中益气汤
D. 补阳还五汤
E. 桃红四物汤

75. 下列病证,不宜使用固涩剂治疗的是
A. 血热崩漏
B. 肺虚久咳
C. 肾虚遗泄
D. 小便失禁
E. 崩漏带下

76. 泻痢日久,滑脱不禁,脐腹疼痛,食少神疲,舌淡苔白,脉迟细。治宜选用
A. 四神丸
B. 真人养脏汤
C. 参苓白术散
D. 理中丸
E. 补中益气汤

77. 以下选项中,属于金锁固精丸的主治病证是
A. 心肾两虚之遗精
B. 肾阳亏虚之遗尿
C. 下焦湿热之遗精
D. 膀胱虚寒之遗尿
E. 肾虚不固之遗精

78. 天王补心丹的功用是
A. 滋阴清热,养血安神
B. 养血安神,清热除烦
C. 滋补肝肾,养心安神
D. 益气补血,养心安神
E. 滋阴养血,清热除烦

79. 朱砂安神丸的功用是
A. 养心安神,滋阴补肾
B. 补肾宁心,益智安神
C. 益阴明目,重镇安神
D. 镇心安神,清热养血
E. 清热开窍,镇痉安神

80. 阳和汤的主治病证是
A. 丹毒
B. 阴疽
C. 瘖痱
D. 寒痹
E. 大头瘟

81. 朱砂安神丸和天王补心丹的组成中均含有
A. 朱砂、生地黄、当归
B. 朱砂、黄连、生地黄
C. 黄连、生地黄、当归
D. 炙甘草、生地黄、当归
E. 朱砂、熟地黄、炙甘草

82. 下列脏腑中,和天王补心丹主治病位有关的是
A. 肺,肾
B. 脾,肾
C. 心,肾
D. 肝,肾
E. 心,脾

83. 下列各项,不属于至宝丹证临床表现的是
A. 谵语
B. 身热

C. 烦躁
D. 痉厥
E. 舌绛

84. 紫雪丹临床使用的辨证要点不包括
A. 脉弦滑
B. 神昏谵语
C. 惊厥
D. 舌红绛
E. 高热烦躁

85. 症见高热烦躁,神昏谵语,舌謇肢厥,舌红或绛,脉数有力。宜用
A. 安宫牛黄丸
B. 牛黄清心丸
C. 紫雪丹
D. 至宝丹
E. 苏合香丸

86. 关于开窍剂的运用,叙述正确的是
A. 用于窍闭神昏之实证
B. 用于阳明腑实证见有神昏谵语
C. 可以长期服用
D. 加热煎煮服
E. 用于汗出肢冷,气微遗尿,口开目合之神志昏迷证

87. 枳实薤白桂枝汤组成中含有的药物是
A. 枳实、生姜
B. 厚朴、大枣
C. 枳实、大枣
D. 厚朴、瓜蒌
E. 半夏、瓜蒌

88. 苏子降气汤的组成部分是
A. 苏子、茴香
B. 紫苏叶、茯苓
C. 前胡、茯苓
D. 桂枝、当归
E. 厚朴、生姜

89. 有降逆化痰、益气和胃功用的是
A. 旋覆代赭汤
B. 定喘汤
C. 半夏泻心汤
D. 橘皮竹茹汤
E. 苏子降气汤

90. 半夏厚朴汤的主证是
A. 梅核气
B. 食积证
C. 结胸证
D. 心下痞证
E. 腹胀证

91. 厚朴温中汤的功用是
A. 行气除满,温中燥湿
B. 行气疏肝,祛寒止痛
C. 行气降逆,宽胸散结
D. 消痞除满,健脾和胃
E. 消导化滞,清热利湿

92. 症见胸满而痛,甚或胸痛彻背,喘息咳唾,短气,气从胁下冲逆,上攻心胸,舌苔白腻,脉沉弦或紧。宜用
A. 苓桂术甘汤
B. 枳实薤白桂枝汤
C. 瓜蒌薤白半夏汤
D. 半夏厚朴汤
E. 瓜蒌薤白白酒汤

93. 越鞠丸的主要功用是
A. 行气止痛
B. 行气散结
C. 行气消痞
D. 行气解郁
E. 行气化痰

94. 下列方剂中,主治脾阳虚所致之便血的是
A. 黄土汤
B. 归脾汤
C. 槐花散
D. 四君子汤
E. 补中益气汤

95. 复元活血汤原方中用量最大的药物是
A. 大黄
B. 柴胡
C. 当归
D. 红花
E. 桃仁

96. 下列各项,不属于桃核承气汤证临床表现的是
A. 小便自利
B. 神志如狂
C. 胸胁苦满
D. 至夜发热
E. 脉象沉实

97. 症见妊娠漏下不止,或胎动不安,血色紫黑晦暗,腹痛拒按,或经闭腹痛,或产后恶露不尽而腹痛拒按者,舌质紫暗或有瘀点,脉沉涩。宜选用
A. 桂枝茯苓丸
B. 鳖甲煎丸
C. 生化汤
D. 温经汤
E. 失笑散

98. 下列方剂中,不属于以君药命名的是
A. 小蓟饮子
B. 羚角钩藤汤
C. 天麻钩藤饮
D. 大秦艽汤
E. 槐花散

99. 半夏在温经汤中的配伍意义是
A. 和胃降逆而止呕
B. 降逆散结而消痞
C. 化痰开胃而行津
D. 通降胃气而散结
E. 燥湿化痰而和胃

100. 具有活血化瘀、行气止痛功用的方剂是
A. 少腹逐瘀汤
B. 膈下逐瘀汤
C. 血府逐瘀汤
D. 身痛逐瘀汤
E. 通窍活血汤

101. 具有活血祛瘀、疏肝通络功用的方剂是
A. 七厘散
B. 生化汤
C. 复元活血汤
D. 身痛逐瘀汤
E. 加味逍遥散

102. 生化汤的主治病证是
A. 痹证日久,气血两虚证
B. 中风之后,气虚血瘀证
C. 跌打损伤,瘀血阻滞证
D. 冲任虚寒,瘀血阻滞证
E. 产后血虚,寒凝瘀阻证

103. 黄土汤与理中丸两方组成中均含有
A. 附子
B. 白术
C. 干姜
D. 生姜
E. 人参

104. 天麻钩藤饮和羚角钩藤汤均有的功用是
A. 平肝降逆
B. 清热活血
C. 滋阴潜阳

D. 增液舒筋
E. 平息肝风

105. 大定风珠的主要功效是
A. 疏风除湿
B. 滋阴息风
C. 祛风化痰
D. 祛风除湿
E. 清热开窍

106. 大定风珠中的“三甲”是
A. 生龟板、生鳖甲、煅牡蛎
B. 生龟板、生鳖甲、生牡蛎
C. 生龟板、生牡蛎、生龙骨
D. 生鳖甲、炮山甲、生龟板
E. 生龙骨、生龙齿、生龟板

107. 症见口眼㖞斜，舌强不能言语，手足不能运动，或恶寒发热，苔白或黄，脉浮数或弦细。宜选用
A. 大秦艽汤
B. 牵正散
C. 小活络丹
D. 消风散
E. 补阳还五汤

108. 同时包含龙骨、牡蛎两味药的方剂是
A. 羚角钩藤汤
B. 镇肝息风汤
C. 天麻钩藤饮
D. 朱砂安神丸
E. 大定风珠

109. 镇肝息风汤中具有清泄肝热、疏肝理气作用的药物是
A. 生杭芍、玄参、天冬
B. 生杭芍、茵陈、甘草
C. 枸杞子、茵陈、川楝子
D. 生山药、天冬、生麦芽
E. 川楝子、茵陈、生麦芽

110. 下列方剂组成中含有细辛、薄荷的是
A. 川芎茶调散
B. 小青龙汤
C. 大秦艽汤
D. 银翘散
E. 败毒散

111. 方药配伍寓有“治风先治血，血行风自灭”之意的方剂是
A. 大定风珠
B. 小活络丹
C. 十灰散
D. 消风散
E. 槐花散

112. 川芎茶调散和大秦艽汤中均有的药物是
A. 川芎、白芷、细辛、羌活、防风
B. 川芎、独活、细辛、羌活、防风
C. 川芎、白芷、辛夷、羌活、防风
D. 川芎、荆芥、细辛、羌活、防风
E. 川芎、白芷、细辛、当归、防风

113. 镇肝息风汤主治证的脉象是
A. 脉弦滑
B. 脉弦数
C. 脉弦细
D. 脉沉弦
E. 脉弦长有力

114. 症见肢体筋脉疼痛，麻木拘挛，关节屈伸不利，疼痛游走不定。宜选用
A. 大秦艽汤
B. 牵正散
C. 小活络丹
D. 消风散
E. 补阳还五汤

115. 具有清燥润肺、养阴益气功用的方剂是
A. 桑杏汤
B. 麦门冬汤
C. 养阴清肺汤
D. 百合固金汤
E. 清燥救肺汤

116. 下列方剂中,同时使用生地黄和熟地黄的是
A. 大定风珠
B. 地黄饮子
C. 百合固金汤
D. 六味地黄丸
E. 清燥救肺汤

117. 麦门冬汤的功用是
A. 降气平喘,祛痰止咳
B. 清养肺胃,降逆下气
C. 化痰散饮,和胃降逆
D. 降逆化痰,益气和胃
E. 益气滋阴,固肾止渴

118. 桑杏汤与桑菊饮两方组成中均含有
A. 桑叶、甘草
B. 桑叶、杏仁
C. 桔梗、甘草
D. 桔梗、杏仁
E. 薄荷、栀子

119. 在清燥救肺汤中体现了"损其肺者,益其气"的药物是
A. 麦冬
B. 人参、阿胶
C. 甘草、桑叶
D. 甘草、胡麻仁
E. 人参、甘草

120. 症见一身面目俱黄,黄色鲜明,身热,无汗或但头汗出,口渴欲饮,恶心呕吐,腹微满,小便短赤,大便不爽或秘结,舌红苔黄腻,脉沉数或滑数有力。宜选用
A. 茵陈蒿汤
B. 实脾散
C. 栀子柏皮汤
D. 藿香正气散
E. 三仁汤

121. 下列各项,不属于独活寄生汤功用的是
A. 祛风湿
B. 止痹痛
C. 补气血
D. 益肝肾
E. 益心脾

122. 九味羌活汤和羌活胜湿汤均具有的作用是
A. 祛湿止痛
B. 发汗解表
C. 清热祛湿
D. 祛风利水
E. 祛风胜湿

123. 五苓散的君药是
A. 茯苓
B. 泽泻
C. 猪苓
D. 白术
E. 桂枝

124. 配伍中体现了"病痰饮者,当以温药和之"治疗法则的方剂是
A. 苓桂术甘汤
B. 防己黄芪汤
C. 真武汤
D. 实脾散
E. 五苓散

125. 下列各项,不属于藿香正气散组成药物的

是
A. 白芷
B. 苍术
C. 苦桔梗
D. 半夏曲
E. 大腹皮

126. 温阳健脾、行气利水最优的方剂是
A. 实脾散
B. 五苓散
C. 半夏白术天麻汤
D. 苓桂术甘汤
E. 真武汤

127. 木瓜在实脾散中的配伍作用是
A. 和中利水
B. 健脾消食
C. 化湿和胃
D. 舒筋活络
E. 除湿醒脾

128. 下列方剂中可用治黄疸的是
A. 保和丸
B. 枳实消痞丸
C. 当归拈痛汤
D. 栀子柏皮汤
E. 厚朴温中汤

129. 平胃散和藿香正气散所共有的药物是
A. 苍术、白术、甘草
B. 厚朴、陈皮、藿香
C. 白术、茯苓、甘草
D. 陈皮、厚朴、甘草
E. 苍术、厚朴、甘草

130. 下列方剂中可用治血淋的是
A. 五苓散
B. 猪苓汤
C. 真武汤
D. 十灰散
E. 黄土汤

131. 可用于治疗风湿在表之痹证的是
A. 羌活胜湿汤
B. 小青龙汤
C. 独活寄生汤
D. 防己黄芪汤
E. 九味羌活汤

132. 下列各项,不属于防己黄芪汤证临床表现的是
A. 汗出恶风
B. 小便不利
C. 身重微肿
D. 肢节疼痛
E. 脉浮而数

133. 大补阴丸主治证的脉象是
A. 寸脉浮数
B. 关脉弦数
C. 关脉弦滑
D. 尺脉细数
E. 尺脉数而有力

134. 温胆汤的主治证是
A. 湿痰微有化热之象
B. 湿痰证
C. 热痰证
D. 风痰证
E. 燥痰证

135. 症见咳嗽日久,咳痰不爽,涩而难出,咽喉干燥,苔白而干。宜用
A. 清气化痰丸
B. 贝母瓜蒌散
C. 温胆汤
D. 二陈汤
E. 茯苓丸

136. 下列各项,不属于清气化痰丸证临床表现的是
A. 咳嗽气喘
B. 咯痰清稀
C. 胸膈痞闷
D. 舌红苔黄腻
E. 脉滑数

137. 贝母瓜蒌散中配伍橘红的主要用意是
A. 理气化痰
B. 疏肝解郁
C. 和胃降逆
D. 行气消痞
E. 理气散结

138. 主治痰热结胸证的方剂是
A. 半夏泻心汤
B. 麻杏石甘汤
C. 贝母瓜蒌散
D. 清气化痰丸
E. 小陷胸汤

139. 健脾丸的主治证是
A. 饮食过度,食积内停
B. 脾虚食停,生湿化热
C. 食积内停,蕴生湿热
D. 食积内停,寒热互结
E. 食停纳呆,脘腹痞满

140. 在枳实导滞丸中起到清热燥湿止痢作用的是
A. 黄芩
B. 大黄
C. 黄连、黄芩、黄柏
D. 大黄、黄芩、黄连
E. 黄芩、黄连

141. 保和丸和健脾丸两方组成中均含有
A. 半夏、肉豆蔻
B. 连翘、黄连
C. 木香、砂仁
D. 山楂、麦芽
E. 神曲、山楂

142. 保和丸的主治证候是
A. 饮食不节,暴饮暴食
B. 湿热食滞,内阻胃肠
C. 积滞内停,蕴湿生热
D. 脾虚失运,食郁化热
E. 脾虚气滞,寒热互结

143. 枳实导滞丸的主治证不包括
A. 脘腹胀痛
B. 恶心呕吐
C. 下痢泄泻
D. 舌苔黄腻
E. 小便短赤

144. 下列关于消食剂的说法不正确的是
A. 山楂为保和丸的君药
B. 枳实、厚朴同为枳实消痞丸的君药
C. 神曲尤善化酒食陈腐之积
D. 消食剂和泻下剂均能消除有形之实邪
E. 健脾丸是一首消补兼施的方剂

145. 乌梅丸中桂枝的配伍作用是
A. 温脏祛寒
B. 温通血脉
C. 温通心阳
D. 温阳化气
E. 温阳化饮

146. 能平调寒热的方剂是
A. 银翘散
B. 黄土汤
C. 麻杏石甘汤
D. 乌梅丸
E. 大黄附子汤

147. 下列选项中,不属于蒿芩清胆汤证临床表现的是
A. 口苦膈闷
B. 吐酸苦水
C. 胸胁胀痛
D. 小便黄少
E. 手足不温

148. 下列方剂中可用治消谷善饥的是
A. 一贯煎
B. 玉女煎
C. 健脾丸
D. 六君子汤
E. 黑逍遥散

149. 在清胃散中既有清热解毒作用又寓有"火郁发之"之意的是
A. 生地黄
B. 黄连
C. 升麻
D. 当归
E. 牡丹皮

150. 葛根黄芩黄连汤的主治病证是
A. 协热下利
B. 热毒血痢
C. 湿热痢疾
D. 虚寒血痢
E. 热结旁流

151. 仙方活命饮与普济消毒饮两方组成中均含有的药物是
A. 贝母
B. 陈皮
C. 乳香
D. 连翘
E. 金银花

152. 含有生地、知母的方剂是
A. 生脉散
B. 玉女煎
C. 九味羌活汤
D. 犀角地黄汤
E. 青蒿鳖甲汤

153. 下列各项,不属于清营汤证临床表现的是
A. 身热夜甚
B. 时有谵语
C. 斑色紫黑
D. 舌绛而干
E. 脉细数

154. 主治阴暑证的方剂是
A. 杏苏散
B. 桑杏汤
C. 参苏饮
D. 香薷散
E. 益元散

155. 六一散的主证是
A. 风热证
B. 暑热证
C. 暑淫证
D. 暑湿证
E. 火热证

156. 小建中汤的功用是
A. 温中祛寒,补气健脾
B. 温中补虚,降逆止痛
C. 温中补虚,降逆止呕
D. 温中散寒,缓急止痛
E. 温中补虚,和里缓急

157. 当归四逆汤的功用是
A. 温阳补血,散寒通滞
B. 益气温经,和血通痹
C. 温经散寒,养血祛瘀
D. 温经散寒,养血通脉

E. 温经补虚,化瘀止痛

158. 下列方剂中可用治阳虚失血证的方剂是
A. 吴茱萸汤
B. 大建中汤
C. 小建中汤
D. 理中丸
E. 四逆汤

159. 地黄饮子配伍药物中不包括
A. 补肾填精药
B. 滋补肾阴药
C. 温补命火药
D. 化痰开窍药
E. 镇肝息风药

160. 不属于肾气丸主治证的是
A. 痰饮
B. 消渴
C. 水肿
D. 脚气
E. 寒痹

161. 川楝子在一贯煎中的配伍用意是
A. 柔肝缓急止痛
B. 疏肝泄热理气
C. 理气养阴生血
D. 疏肝润肺生津
E. 养血柔肝滋阴

162. 天王补心丹主治
A. 阳虚血少之神志不安
B. 气血两虚之神志不安
C. 阴阳两虚之神志不安
D. 阴虚血少之神志不安
E. 阴虚火旺之神志不安

163. 重镇安神剂的服用方法是
A. 应久服
B. 不宜久服、多服
C. 无需禁忌
D. 应少服
E. 应多服

164. 酸枣仁汤中配伍川芎的主要用意是
A. 祛瘀血,止疼痛
B. 行气滞,化瘀血
C. 调肝血,疏肝气
D. 祛风邪,止头痛
E. 祛风邪,止痹痛

165. 旋覆代赭汤的君药是
A. 旋覆花
B. 赭石
C. 人参
D. 半夏
E. 炙甘草

166. 同时存在于小青龙汤和定喘汤中的药对是
A. 苏子、甘草
B. 半夏、麻黄
C. 黄芩、桂枝
D. 麻黄、芍药
E. 细辛、白果

167. 下列方剂组成中含有干姜的是
A. 真武汤
B. 四神丸
C. 厚朴温中汤
D. 当归四逆汤
E. 橘皮竹茹汤

二、B型题(标准配伍题)

答题说明:

以下提供若干组考题,每组考题共用在考题前列出的A、B、C、D、E五个备选答案。请从中选择一个与问题关系最密切的答案。某个备选答案可能被选择一次、多次或不被选择。

（168～169 题共用备选答案）
A. 健脾丸
B. 温脾汤
C. 济川煎
D. 黄龙汤
E. 麻子仁丸

168. 治疗肾虚便秘，首选的方剂是
169. 治疗脾约便秘，首选的方剂是

（170～171 题共用备选答案）
A. 芍药汤
B. 白头翁汤
C. 三仁汤
D. 藿香正气散
E. 连朴饮

170. 有清热解毒、凉血止痢功用的方剂是
171. 有清热燥湿、调和气血功用的方剂是

（172～173 题共用备选答案）
A. 麻黄、桂枝
B. 麻黄、细辛
C. 桂枝、细辛
D. 干姜、细辛
E. 干姜、半夏

172. 小青龙汤中主要发挥发汗解表作用的药物是
173. 小青龙汤中主要发挥温肺化饮作用的药物是

（174～175 题共用备选答案）
A. 加减葳蕤汤
B. 桂枝汤
C. 香薷散
D. 柴葛解肌汤
E. 升麻葛根汤

174. 解肌透疹的方剂是
175. 解肌清热的方剂是

（176～177 题共用备选答案）
A. 参苏饮
B. 藿香正气散
C. 桂枝汤
D. 九味羌活汤
E. 香薷散

176. 外感风寒湿邪，症见恶寒发热头痛，肌表无汗，肢体酸楚疼痛，口苦而渴者，治宜选用
177. 素体气虚，内有痰饮，外感风寒，症见恶寒发热，无汗，头痛鼻塞，咳嗽痰白，胸膈满闷，倦怠无力，气短懒言，苔白脉弱者，治宜选用

（178～179 题共用备选答案）
A. 西洋参、黄连
B. 人参、黄连
C. 丹参、黄连
D. 玄参、黄连
E. 苦参、黄连

178. 属于清暑益气汤的药物是
179. 属于半夏泻心汤的药物是

（180～181 题共用备选答案）
A. 润肠通便
B. 轻下热结
C. 缓下热结
D. 微去里实
E. 峻下热结

180. 小承气汤的功用是
181. 调胃承气汤的功用是

（182～183 题共用备选答案）
A. 大承气汤
B. 大黄牡丹汤
C. 温脾汤
D. 麻子仁丸

E. 十枣汤
182. 具有泻热破瘀,散结消肿功用的方剂是
183. 具有峻下热结功用的方剂是

(184~185题共用备选答案)
A. 细辛
B. 大戟
C. 甘遂
D. 厚朴、枳实
E. 人参、干姜
184. 半夏泻心汤的组成中含有
185. 大黄附子汤的组成中含有

(186~187题共用备选答案)
A. 透邪解郁,疏肝理气
B. 疏肝解郁,养血健脾
C. 疏肝解郁,行气止痛
D. 和解少阳,内泻结热
E. 补脾柔肝,祛湿止泻
186. 逍遥散的功用是
187. 四逆散的功用是

(188~189题共用备选答案)
A. 寒热互结之痞证
B. 肝郁血虚脾弱证
C. 脾虚肝旺证
D. 肝脾不和证
E. 少阳湿热证
188. 痛泻要方的主治证是
189. 逍遥散的主治证是

(190~191题共用备选答案)
A. 茵陈蒿汤
B. 青蒿鳖甲汤
C. 半夏泻心汤
D. 四逆散
E. 蒿芩清胆汤
190. 有清胆利湿、和胃化痰功用的方剂是
191. 有寒热平调、散结除痰功用的方剂是

(192~193题共用备选答案)
A. 皮肤蒸热
B. 夜热早凉
C. 骨蒸潮热
D. 烦渴燥热
E. 午后身热
192. 青蒿鳖甲汤证的发热特征是
193. 泻白散证的发热特征是

(194~195题共用备选答案)
A. 清胃热,滋肾阴
B. 清胃热,养肺阴
C. 清胃火,凉血热
D. 清胃火,解热毒
E. 清胃热,泻伏火
194. 玉女煎的功用是
195. 清胃散的功用是

(196~197题共用备选答案)
A. 竹叶石膏汤
B. 犀角地黄汤
C. 白虎汤
D. 清营汤
E. 银翘散
196. 发热多汗,心胸烦闷,气逆欲呕,口干喜饮,虚烦不眠,舌红少苔,脉虚数。宜用方剂为
197. 发热,汗出口渴,面赤心烦,舌红,脉洪大。宜用方剂为

(198~199题共用备选答案)
A. 凉膈散
B. 普济消毒饮
C. 银翘散
D. 黄连解毒汤
E. 仙方活命饮
198. 有泻火通便、清上泄下功用的方剂是
199. 有清热解毒、疏风散邪功用的方剂是

（200～201 题共用备选答案）
A. 清营解毒，透热养阴
B. 清热开窍，息风止痉
C. 清热解毒，凉血散瘀
D. 清肺宁肝，凉血止血
E. 清热开窍，豁痰解毒
200. 犀角地黄汤的功用是
201. 清营汤的功用是

（202～203 题共用备选答案）
A. 葛根黄芩黄连汤
B. 痛泻要方
C. 白头翁汤
D. 芍药汤
E. 四神丸
202. 赤多白少之热毒痢疾者，治宜选用
203. 赤白相兼之湿热痢疾者，治宜选用

（204～205 题共用备选答案）
A. 外感风邪，水湿壅盛
B. 风寒束表，水饮内停
C. 风热壅实，表里俱实
D. 表热内陷，下利不止
E. 外感风寒湿，兼有里热
204. 防风通圣散的主证病机是
205. 葛根芩连汤的主证病机是

（206～207 题共用备选答案）
A. 散寒解表，化湿和中
B. 解表散寒，理气和中
C. 清暑化湿
D. 祛湿化浊，理气宽中
E. 清暑益气，养阴生津
206. 六一散的功用是
207. 清暑益气汤的功用是

（208～209 题共用备选答案）
A. 温中与降逆并施，寓补益于温降之中
B. 温补并用，以温为主
C. 温阳与散寒并用，养血与通脉兼施
D. 温清消补并用，但以温清化瘀为主
E. 温补脾阳与攻下寒积并用
208. 理中丸的配伍特点是
209. 当归四逆汤的配伍特点是

（210～211 题共用备选答案）
A. 麦门冬汤
B. 百合固金汤
C. 炙甘草汤
D. 归脾汤
E. 生脉散
210. 治疗气阴两虚之虚劳肺痿，首选的方剂是
211. 治疗阴阳气血之心动悸、脉结代，首选的方剂是

（212～213 题共用备选答案）
A. 生脉散
B. 牡蛎散
C. 桂枝汤
D. 当归六黄汤
E. 玉屏风散
212. 具有益气固表止汗功用的方剂是
213. 具有益气生津、敛阴止汗功用的方剂是

（214～215 题共用备选答案）
A. 茯苓、白术
B. 人参、山药
C. 山药、茯苓
D. 砂仁、薏苡仁
E. 山药、薏苡仁
214. 参苓白术散和归脾汤的组成中均含有
215. 完带汤和参苓白术散的组成中均含有

（216～217 题共用备选答案）
A. 生地黄
B. 干地黄
C. 熟地黄
D. 鲜地黄

E. 熟地炭
216. 上述药物中,可见于阳和汤药物组成的是
217. 上述药物中,可见于肾气丸药物组成的是

(218~219题共用备选答案)
A. 四物汤
B. 六味地黄丸
C. 四君子汤
D. 一贯煎
E. 归脾汤
218. 与参苓白术散方证病机最接近的方剂是
219. 与当归补血汤制方思路最接近的方剂是

(220~221题共用备选答案)
A. 逍遥散
B. 真人养脏汤
C. 易黄汤
D. 桑螵蛸散
E. 参苓白术散
220. 治疗脾肾虚寒,肠失固涩所致之久泻久痢,宜用
221. 治疗肾虚湿热所致之带下,宜用

(222~223题共用备选答案)
A. 龙骨、牡蛎
B. 白术、白芍
C. 黄芪、白术
D. 芡实、白术
E. 山药、苍术
222. 完带汤和固冲汤的组成中均含有
223. 金锁固精丸和固冲汤的组成中均含有

(224~225题共用备选答案)
A. 朱砂安神丸
B. 天王补心丹
C. 酸枣仁汤
D. 导赤散
E. 归脾汤
224. 治疗心肾阴亏血少之心悸失眠,首选的方剂是
225. 治疗心脾气血两虚之心悸失眠,首选的方剂是

(226~227题共用备选答案)
A. 心火亢盛,阴血不足证
B. 阴虚血少,神志不安证
C. 肝血不足,虚热内扰证
D. 心悸失眠,心肾不交证
E. 阴血亏虚,心肾失调证
226. 酸枣仁汤的主治证是
227. 朱砂安神丸的主治证是

(228~229题共用备选答案)
A. 知母、茯苓
B. 茯苓、川芎
C. 白术、熟地黄
D. 白芍、白术
E. 酸枣仁、茯苓
228. 八珍汤与酸枣仁汤组成中同时有的药物是
229. 天王补心丹与酸枣仁汤组成中同时有的药物是

(230~231题共用备选答案)
A. 安宫牛黄丸
B. 至宝丹
C. 牛黄清心丸
D. 紫雪丹
E. 苏合香丸
230. 凉开剂中长于芳香开窍、化浊辟秽的方剂是
231. 凉开剂中长于开窍醒神的方剂是

(232~233题共用备选答案)
A. 牛黄、麝香、栀子
B. 犀角、麝香、牛黄
C. 朱砂、犀角、牛黄
D. 牛黄、犀角、冰片

E. 牛黄、栀子、安息香

232. 安宫牛黄丸的君药是

233. 至宝丹的君药是

（234～235 题共用备选答案）

A. 肺热壅盛，气逆不降之喘咳

B. 痰涎壅甚，肾不纳气之喘咳

C. 风寒束表，肾不纳气之喘咳

D. 风寒外束，痰热内蕴之喘咳

E. 风寒束表，水饮内停之喘咳

234. 苏子降气汤主治的喘咳是

235. 定喘汤主治的喘咳是

（236～237 题共用备选答案）

A. 中气虚弱，寒热互结之痞

B. 脾虚气滞，寒热互结之痞

C. 胃气虚弱，痰浊内阻之痞

D. 脾胃虚弱，食积内结之痞

E. 湿热食积，内阻肠胃之痞

236. 旋覆代赭汤主治的痞证是

237. 枳实消痞丸主治的痞证是

（238～239 题共用备选答案）

A. 旋覆代赭汤

B. 丁香柿蒂汤

C. 橘皮竹茹汤

D. 苏子降气汤

E. 吴茱萸汤

238. 症见胃气虚弱，痰浊内阻之心下痞硬，噫气不除。宜选用

239. 症见胃中虚寒，食谷欲呕，胸膈满闷，或胃脘痛，吞酸嘈杂。宜选用

（240～241 题共用备选答案）

A. 当归、枳壳

B. 柴胡、升麻

C. 桔梗、枳壳

D. 柴胡、当归

E. 当归、升麻

240. 血府逐瘀汤与补中益气汤的组成中均含有

241. 血府逐瘀汤与败毒散的组成中均含有

（242～243 题共用备选答案）

A. 补气固表

B. 补气行血

C. 补气生血

D. 补气升阳

E. 补气行水

242. 补阳还五汤中黄芪的配伍意义是

243. 补中益气汤中黄芪的配伍意义是

（244～245 题共用备选答案）

A. 半夏白术天麻汤

B. 九味羌活汤

C. 桂枝汤

D. 镇肝熄风汤

E. 川芎茶调散

244. 上述方剂中，可用于治疗肝肾阴虚、阳亢风动之眩晕、脑部热痛的是

245. 上述方剂中，可用于治疗风痰上扰之眩晕、头痛的是

（246～247 题共用备选答案）

A. 疏散风热

B. 辛凉解表，芳香辟秽

C. 疏风透邪，止痒

D. 疏散风热，解毒利咽

E. 疏风止痛，清利头目

246. 薄荷、荆芥在川芎茶调散中的作用是

247. 荆芥、蝉蜕在消风散中的作用是

（248～249 题共用备选答案）

A. 羌活、川芎

B. 麻黄、甘草

C. 荆芥、白芷

D. 羌活、白芷

E. 黄芩、甘草

248. 九味羌活汤和川芎茶调散的组成中均含有
249. 麻黄汤和小青龙汤的组成中均含有

(250 ~ 251 题共用备选答案)
A. 四君子汤
B. 六味地黄丸
C. 补中益气汤
D. 百合固金汤
E. 参苓白术散
250. 体现"培土生金"治法的方剂是
251. 体现"金水相生"治法的方剂是

(252 ~ 253 题共用备选答案)
A. 清燥救肺汤
B. 沙参麦冬汤
C. 琼玉膏
D. 养阴清肺汤
E. 麦门冬汤
252. 主治肺痿的方剂是
253. 主治白喉的方剂是

(254 ~ 255 题共用备选答案)
A. 麻黄汤
B. 杏苏散
C. 桑杏汤
D. 桑菊饮
E. 银翘散
254. 风温初起,津伤不甚者,治宜选用
255. 外感温燥,津伤较甚者,治宜选用

(256 ~ 257 题共用备选答案)
A. 水湿内盛,膀胱气化不利
B. 下焦虚寒,湿浊不化
C. 中阳不足,痰饮不化
D. 寒湿下侵,聚肾为着
E. 脾肾阳虚,水气泛溢
256. 苓桂术甘汤的主治证候的病机特点是
257. 真武汤的主治证候的病机特点是

(258 ~ 259 题共用备选答案)
A. 半夏
B. 瓜蒌
C. 黄连
D. 枳实
E. 厚朴
258. 小陷胸汤和枳实薤白桂枝汤的组成中均含有
259. 半夏厚朴汤和枳实薤白桂枝汤的组成中均含有

(260 ~ 261 题共用备选答案)
A. 湿痰证
B. 痰厥眩晕,咳喘痞胀
C. 痰湿壅甚,内迷心窍所致中风,舌强不能言
D. 实热老痰证
E. 风痰上扰证
260. 导痰汤主证是
261. 涤痰汤主证是

(262 ~ 263 题共用备选答案)
A. 胆胃不合,痰热互扰证
B. 痰热内扰,且热邪较甚
C. 痰浊内扰,气血不足之心胆虚怯,神志不宁者
D. 热闭神昏而见痉厥抽搐
E. 痰浊偏甚,热邪偏轻之热闭心包证
262. 黄连温胆汤的主治证是
263. 十味温胆汤的主治证是

(264 ~ 265 题共用备选答案)
A. 清热生津润燥
B. 清热化痰止咳
C. 清热生津止咳
D. 涤痰宽胸散结
E. 消瘀散结润燥
264. 天花粉在复元活血汤中的配伍意义是
265. 天花粉在贝母瓜蒌散中的配伍意义是

（266～267题共用备选答案）
A. 枳实、厚朴
B. 桃仁、丹皮
C. 桃仁、红花
D. 大黄、枳实
E. 大黄、芒硝
266. 大承气汤和大黄牡丹汤的组成中均含有
267. 大承气汤与枳实消痞丸的组成中均含有

（268～269题共用备选答案）
A. 细辛、花椒
B. 槟榔、半夏
C. 猪苓、泽泻
D. 当归、白术
E. 朴硝、枳壳
268. 乌梅丸中含有
269. 茯苓丸中含有

参考答案

1. E	2. D	3. B	4. A	5. B	6. A	7. C	8. D	9. E	10. B
11. C	12. D	13. B	14. C	15. E	16. A	17. B	18. C	19. C	20. B
21. A	22. E	23. D	24. C	25. B	26. A	27. D	28. A	29. E	30. B
31. E	32. D	33. B	34. B	35. E	36. C	37. D	38. B	39. C	40. D
41. C	42. E	43. D	44. B	45. D	46. A	47. E	48. C	49. D	50. D
51. D	52. A	53. B	54. A	55. E	56. C	57. E	58. B	59. D	60. D
61. B	62. D	63. B	64. D	65. C	66. E	67. B	68. D	69. C	70. B
71. C	72. C	73. D	74. B	75. A	76. B	77. E	78. A	79. D	80. B
81. A	82. C	83. D	84. A	85. A	86. A	87. D	88. E	89. A	90. A
91. A	92. B	93. D	94. A	95. A	96. C	97. A	98. A	99. D	100. C
101. C	102. E	103. B	104. E	105. B	106. B	107. A	108. B	109. E	110. A
111. D	112. A	113. E	114. C	115. E	116. C	117. B	118. B	119. E	120. A
121. E	122. E	123. B	124. A	125. B	126. A	127. E	128. D	129. D	130. B
131. A	132. E	133. D	134. A	135. B	136. B	137. A	138. E	139. B	140. E
141. E	142. A	143. B	144. B	145. A	146. D	147. E	148. B	149. C	150. A
151. B	152. E	153. C	154. D	155. D	156. E	157. D	158. D	159. E	160. E
161. B	162. D	163. B	164. C	165. A	166. B	167. C	168. C	169. E	170. B
171. A	172. A	173. D	174. E	175. D	176. D	177. A	178. A	179. B	180. B
181. C	182. B	183. A	184. E	185. A	186. B	187. A	188. C	189. B	190. E
191. C	192. B	193. A	194. A	195. C	196. A	197. C	198. A	199. B	200. C
201. A	202. C	203. D	204. C	205. D	206. C	207. E	208. B	209. C	210. A
211. C	212. E	213. A	214. A	215. B	216. C	217. B	218. E	219. C	220. B
221. C	222. B	223. A	224. B	225. E	226. C	227. A	228. B	229. E	230. B
231. A	232. A	233. B	234. B	235. D	236. C	237. B	238. A	239. E	240. D
241. C	242. B	243. D	244. D	245. A	246. E	247. C	248. A	249. B	250. E
251. D	252. E	253. D	254. D	255. C	256. C	257. E	258. B	259. E	260. B
261. C	262. B	263. C	264. E	265. A	266. E	267. A	268. A	269. E	

中医学基础

一、A 型题（单句型最佳选择题）

答题说明：

以下每一道考题下面有 A、B、C、D、E 五个备选答案。请从中选择一个最佳答案。

1. 不论是“同病异治”还是“异病同治”，其治疗原则依据的是
   A. 体征的变化
   B. 病机的变化
   C. 症状的变化
   D. 病的变化
   E. 状态的变化

2. 人体是一个有机整体，其中心是
   A. 经络
   B. 六腑
   C. 奇恒之腑
   D. 形体官窍
   E. 五脏

3. “恶心、呕吐”所属的是
   A. 证候
   B. 体征
   C. 症状
   D. 病
   E. 状态

4. 关于病、证、症的说法不正确的是
   A. 疾病反映的是一种疾病全过程的总体属性、特征和规律
   B. 证反映的是疾病某一阶段的病理性质
   C. 证具有时相性特征，也具有空间性特征
   D. 症状和体征是构成病和证的基本要素
   E. 症可以反映疾病或证候的本质特征

5. 属于“阳中之阴”的时间是
   A. 前半夜
   B. 下午
   C. 上午
   D. 中午
   E. 后半夜

6. 肾的阴阳属性是
   A. 阴中之阴
   B. 阴中之阳
   C. 阴中之至阴
   D. 阳中之阳
   E. 阳中之阴

7. 属性为阴的是
   A. 恶热
   B. 面赤
   C. 迟脉
   D. 烦躁
   E. 声高

8. “壮水之主，以制阳光”指的是
   A. 热者寒之
   B. 用寒凉药物治疗阳热亢盛的病证

C. 补阴以制阳气的相对偏亢
D. 阴中求阳
E. 阳中求阴

9. 形成“阴损及阳，阳损及阴”的根据是
A. 阴阳互根
B. 阴阳对立
C. 阴阳消长
D. 阴阳转化
E. 阴阳制约

10. “阳中求阴”治法的病理基础是
A. 阴偏胜
B. 阳偏胜
C. 阴偏衰
D. 阳偏衰
E. 阴阳两虚

11. 按五行相生规律，肺之“母脏”是
A. 肝
B. 心
C. 脾
D. 肾
E. 三焦

12. 五行中具有生化、承载、受纳作用的为
A. 木
B. 火
C. 土
D. 金
E. 水

13. 五行中，“金”的“所不胜”之行是
A. 火
B. 水
C. 土
D. 木
E. 金

14. 患病初期见肝气郁结，继则出现脾虚之证，按五行理论分析是
A. 相生
B. 相克
C. 相乘
D. 相侮
E. 母病及子

15. “心肝血虚证”应采用的治则是
A. 补母
B. 泻子
C. 抑强
D. 扶弱
E. 正治

16. 下列属“相侮”传变的是
A. 心病及肝
B. 心病及肺
C. 心病及脾
D. 心病及肾
E. 肾病及心

17. 以下属于依相克规律确定的治法是
A. 培土生金
B. 益火补土
C. 泻南补北
D. 滋水涵木
E. 金水相生

18. 与春气相通的脏是
A. 肝
B. 心
C. 脾
D. 肺
E. 肾

19. 五行中，具有“从革”特性的是
A. 木
B. 火

C. 土
D. 金
E. 水

20. 五行间的动态有序关系表现是
A. 相生相克
B. 相乘
C. 相侮
D. 母病及子
E. 子病及母

21. 元气运行之通道是指
A. 三焦
B. 胃
C. 大肠
D. 小肠
E. 胆

22. 属于奇恒之府的是
A. 心
B. 胃
C. 胆
D. 膀胱
E. 肾

23. 被称为“中精之府”的是
A. 脑
B. 髓
C. 骨
D. 脉
E. 胆

24. 六腑中的孤腑指的是
A. 胆
B. 胃
C. 三焦
D. 膀胱
E. 小肠

25. 保证肺能吸入自然之清气,所依赖的主要功能是
A. 宣发
B. 肃降
C. 疏通
D. 调节
E. 朝百脉

26. 有“喜燥恶湿”生理特性的脏是
A. 肝
B. 心
C. 脾
D. 肺
E. 肾

27. 被称为五脏六腑之“华盖”的脏是
A. 心
B. 肺
C. 脾
D. 肝
E. 肾

28. 五脏的生理特点是
A. 虚实交替,泻而不藏
B. 藏精气而不泻,实而不能满
C. 传化物而不藏,满而不能实
D. 藏精气而不泻,满而不能实
E. 传化物而不藏,实而不能满

29. 脏腑相关理论中,与“精血同源”相关的脏是
A. 心、肾
B. 脾、肾
C. 肺、肾
D. 心、肝
E. 肝、肾

30. 称为“封藏之本”的是
A. 肝

B. 心
C. 脾
D. 肺
E. 肾

31. 导致"故水病下为胕肿大腹,上为喘呼,不得卧"的病理基础主要是
A. 心肾功能失常
B. 脾肺功能失常
C. 脾胃功能失常
D. 肺肾功能失常
E. 肝肾功能失常

32. 上焦的生理特点是
A. 沤
B. 渎
C. 气
D. 雾
E. 宣

33. "五脏六腑之大主"是
A. 肝
B. 心
C. 脾
D. 肺
E. 肾

34. 与肺相表里的腑是
A. 胃
B. 胆
C. 小肠
D. 大肠
E. 膀胱

35. 既属"六腑",又属"奇恒之腑"的是
A. 脉
B. 脑
C. 髓
D. 女子胞
E. 胆

36. 被称为"气机升降之枢纽"的脏腑是
A. 肺、肾
B. 肝、肺
C. 脾、胃
D. 心、肾
E. 脾、肺

37. 下列关于胆的论述中,错误的是
A. 胆生成胆汁
B. 胆贮存胆汁
C. 胆排泄胆汁
D. 胆主决断
E. 胆气虚弱则易惊、善恐

38. 区别五脏、六腑、奇恒之腑的主要依据是
A. 解剖形态的差异
B. 经脉络属的有无
C. 生理功能的差异
D. 所在部位的不同
E. 阴阳属性的不同

39. 下列选项中,与女子胞的功能关系最为密切的是
A. 心、脾、冲脉、任脉、带脉
B. 心、肺、肾、阳明脉、带脉
C. 心、肾、冲脉、任脉、督脉
D. 心、肝、脾、肾、冲脉、任脉
E. 心、肝、脾、冲脉、督脉

40. 五脏阴气的根本是
A. 肝阴
B. 心阴
C. 脾阴
D. 肺阴
E. 肾阴

41. 在肝主疏泄的生理功能中起根本作用的是

A. 调畅情志
B. 调节血量
C. 调畅气机
D. 疏通水道
E. 促进脾胃消化吸收

42. 防止精、血、津液等物质流失,主要依赖气的功能是
A. 温煦作用
B. 推动作用
C. 防御作用
D. 固摄作用
E. 气化作用

43. 六淫致病的共同特点不包括
A. 外感性
B. 传染性
C. 季节性
D. 地域性
E. 相兼性

44. 气机指的是
A. 气的变化
B. 气的升降
C. 气的运动
D. 气、血、津液等物质的互为运动形式
E. 气的生成

45. 血液流行不畅,最主要的是
A. 脾不健运
B. 心阳不振
C. 肺气不宣
D. 脾不统血
E. 三焦气化失司

46. 下列影响疫疠的发生与流行的因素不确切的是
A. 气候的反常变化
B. 社会因素
C. 预防隔离工作
D. 精神状态
E. 环境条件

47. 行于脉内的气是
A. 卫气
B. 营气
C. 宗气
D. 元气
E. 心气

48. 布散于皮肤、肌肉和孔窍中,有滋润作用的是
A. 精
B. 气
C. 血
D. 津
E. 液

49. 易引起腹痛、吐泻、痢疾的是
A. 摄食不足
B. 暴饮暴食
C. 饮食不洁
D. 五味偏嗜
E. 寒热偏嗜

50. 不属于火邪致病特点的是
A. 易于动血
B. 耗伤阴津
C. 易于生风
D. 其性上炎
E. 善行数变

51. 聚于胸中之气指的是
A. 元气
B. 宗气
C. 营气
D. 卫气
E. 脏腑之气

52. 与人体生长发育密切相关的气是
A. 元气
B. 宗气
C. 营气
D. 卫气
E. 脏腑之气

53. 活动力极强、流动很迅速的气是
A. 卫气
B. 营气
C. 元气
D. 宗气
E. 清气

54. 渗于脏腑、骨节、脑髓中,有濡养作用的是
A. 精
B. 气
C. 血
D. 津
E. 液

55. 根据十二经脉流注次序,心包经下交的经脉是
A. 手少阳三焦经
B. 手少阴心经
C. 足厥阴肝经
D. 足少阳胆经
E. 足少阴肾经

56. 与手厥阴经相表里的经脉是
A. 足厥阴
B. 足少阳
C. 足阳明
D. 手太阳
E. 手少阳

57. 脾之大络属于
A. 十二正经
B. 十二经别
C. 十二经筋
D. 十五别络
E. 浮络

58. 主司妇女带下的经脉是
A. 冲脉
B. 任脉
C. 带脉
D. 督脉
E. 阴维脉

59. 七情致病首先影响的是
A. 脏腑
B. 气机
C. 血液
D. 经脉
E. 气血

60. 瘀血病证所出现的疼痛特征是
A. 游走性疼痛
B. 胀痛
C. 绞痛
D. 酸痛
E. 刺痛

61. 最易伤肺的邪气是
A. 湿邪
B. 风邪
C. 燥邪
D. 暑邪
E. 寒邪

62. 大怒、暴怒可以导致的是
A. 气结
B. 气下
C. 气上
D. 气滞
E. 气散

63. 六淫致病，具有发病急、传变快特点的邪气是
A. 风邪
B. 寒邪
C. 湿邪
D. 燥邪
E. 火邪

64. 暴喜过度，常见的症状是
A. 神无所归，虑无所定
B. 不思饮食，腹胀纳呆
C. 面红目赤，头目胀痛
D. 精神不能集中，甚则失神狂乱
E. 意志消沉，面色惨淡

65. 湿邪致病，病程长，缠绵难愈，其原因是
A. 湿为阴邪，阻遏气机
B. 湿邪伤阳
C. 湿性黏滞
D. 湿性重浊
E. 湿性趋下

66. 七情内伤致病，可直接伤及内脏，最易伤及的脏是
A. 心、脾、肺
B. 心、肺、肝
C. 肺、脾、肾
D. 肝、脾、肾
E. 心、肝、脾

67. 影响疾病发生、发展与转归的主要因素是
A. 禀赋的强弱
B. 合理的饮食
C. 邪正的盛衰
D. 邪气的性质
E. 感邪的轻重

68. "正气存内，邪不可干"，指的是
A. 邪气是发病的重要条件
B. 邪气伤人，正气必然受损
C. 正气充足，与邪相争，祛邪外出
D. 正气旺盛，邪气难以入侵
E. 正气虚弱，邪气不足

69. 肝胆疾病日久不愈，引发瘕积或结石，其发病类型是
A. 感邪即发
B. 继发
C. 合病
D. 徐发
E. 伏而后发

70. 易导致脘腹胀满、嗳腐吞酸、厌食等症的是
A. 摄食不足
B. 暴饮暴食
C. 饮食不洁
D. 寒热偏嗜
E. 五味偏嗜

71. 不属于疠气致病特点的是
A. 发病急骤，病情重
B. 病位表浅
C. 一气一行，症状相似
D. 易于流行
E. 传染性强

72. 既属病因，又属病理产物的是
A. 寒邪
B. 暑邪
C. 燥邪
D. 瘀血
E. 七情

73. 劳神过度，临床常见的症状是
A. 腰酸腿软，精神委靡
B. 气少力衰，神疲体倦
C. 眩晕耳鸣，性功能减退
D. 动则心悸，气喘汗出

E. 心悸失眠,腹胀纳呆

74.“邪之所凑,其气必虚”,主要指的是
A. 邪气是发病的重要条件
B. 邪气伤人,必伤人体的正气
C. 正气不足,邪气易于侵犯人体
D. 正气不足,邪气亢盛
E. 正气虚弱,邪气不足

75. 新感外邪较盛或情志遽变而顷刻发病,其发病类型是
A. 感邪即发
B. 徐发
C. 合病
D. 继发
E. 伏而后发

76. 不属于复发的是
A. 劳复
B. 重感致复
C. 食复
D. 合病
E. 药复

77.“冬伤于寒,春必病温”,其发病类型是
A. 感邪即发
B. 徐发
C. 继发
D. 合病
E. 伏而后发

78. 决定发病与否的是
A. 正气不足
B. 邪气偏盛
C. 正邪斗争的胜负
D. 体质因素
E. 气候变化

79. 最容易发生内燥病变的脏腑是
A. 肺、胃、三焦
B. 胃、肾、三焦
C. 肝、胃、大肠
D. 肺、胃、大肠
E. 肺、脾、肾

80.“实”的病机变化最根本的方面是
A. 邪气亢盛
B. 脏腑功能亢盛
C. 气血瘀滞明显
D. 水液贮积过盛
E. 痰浊壅滞过盛

81. 阳偏衰的病机,所指的是
A. 阳气虚损,热量不足,功能减退
B. 阴损及阳,机体阳气虚损
C. 阴邪侵袭,伤及阳气,阴盛则阳病
D. 阴寒直中脏腑,导致阳气受损
E. 脏腑阴阳失去平衡

82. 气不内守,大量丢失的病理状态是
A. 气虚
B. 气滞
C. 气闭
D. 气逆
E. 气脱

83. 所谓“寒从中生”指的是
A. 外感寒邪,影响脏腑功能
B. 寒邪直中脏腑
C. 阳气虚、温煦功能减退
D. 恣食生冷,内脏受寒
E. 寒邪从肌表而入,渐侵脏腑

84. 与湿浊产生关系最为密切的是
A. 肾气不足
B. 膀胱失司
C. 脾失健运
D. 肺失宣降

E. 三焦气化失司

85. 阴寒之邪壅盛于内,逼迫阳气浮越于外,其病理变化属于
A. 阴阳偏盛
B. 阴阳偏衰
C. 阴阳互损
D. 阴阳格拒
E. 阴阳亡失

86. “五志过极”可化生的是
A. 内风
B. 内寒
C. 内湿
D. 内燥
E. 内火

87. 下列关于邪正斗争决定疾病转归的说法中,错误的是
A. 邪盛正衰则病进
B. 正盛邪衰则病退
C. 邪盛而正未衰则病为实证
D. 正虚邪衰则病危
E. 正衰邪盛,阴阳离决则死亡

88. 下列阳虚证中,病情最重的是
A. 肾阳虚
B. 心阳虚
C. 胃阳虚
D. 脾阳虚
E. 肺阳虚

89. 下列不属于“内风”的是
A. 肝阳化风
B. 阴虚风动
C. 风邪袭表
D. 血燥生风
E. 血虚生风

90. 哮与喘临床表现的区别是
A. 呼吸困难
B. 张口抬肩
C. 鼻翼煽动
D. 难以平卧
E. 喉有哮鸣音

91. 以下关于相兼脉的主病规律错误的是
A. 浮数脉,主太阳中风的表虚证
B. 浮紧脉,主外感寒邪之表寒
C. 沉紧脉,主里寒证
D. 弦数脉,主肝火、肝热
E. 沉细数脉,主阴虚内热

92. 以下关于语言错乱主病的叙述错误的是
A. 神识昏糊,胡言乱语,声高有力的,是谵语,常见于热扰心神的实证
B. 神志不清,语言重复,时断时续,声音低弱的,是郑声,属于心气大伤,精神散乱的虚证
C. 言语粗鲁,狂妄叫骂,失却理智控制的为狂言,常见于狂证,是痰火扰心所致
D. 喃喃自语,讲话无对象,见人便停止的是独语,常见于癫证,多是心气虚,精不养神的表现
E. 语言謇涩,多属瘀血

93. 以下关于泄泻的描述错误的是
A. 一般新病急泻者多实,久病缓泻者多虚
B. 暴注下泄,便如黄糜,兼腹痛肛门灼热者,为伤食泄泻
C. 脾虚不运,常于食后腹痛泄泻,兼面色萎黄而纳少
D. 脾肾阳虚,多在黎明时腹痛泄泻,下利清谷,兼形寒肢冷、腰膝酸软,称为五更泻
E. 泄泻与情志变化有关,每当情志不舒,则腹痛泄泻,泻后痛减,为气滞泄泻,乃肝郁脾虚之故

94. 腰部突然剧痛，向小腹部放射，尿血，是因
A. 肾虚
B. 瘀血阻络
C. 结石阻滞
D. 寒邪所致
E. 湿邪所致

95. 精神抑郁，胸闷不畅时发出的长吁短声，称为
A. 音哑
B. 失音
C. 瘖
D. 鼻鼾
E. 太息

96. 以下关于汗出性质的叙述错误的是
A. 经常汗出不止，活动后尤甚者，称为自汗
B. 入睡时出汗，醒后则汗止者，谓之盗汗
C. 当病势沉重时，病人先全身战栗抖动，继而汗出者，称为战汗
D. 在病情危重的情况下大量出汗者为绝汗
E. 汗出淋漓、清稀而冷，同时伴有身凉肢厥、脉微欲绝之症，则属亡阴之汗

97. 睡时汗出，醒则汗止，兼见潮热颧红，此属
A. 气虚证
B. 阳虚证
C. 阴虚证
D. 血虚证
E. 气滞证

98. 病人口开而不闭，状如鱼口，但出不入，属
A. 心脾积热
B. 肺气将绝
C. 湿热内蕴
D. 热极生风
E. 脾虚湿盛

99. 被古人喻为回光返照、残灯复明者是
A. 得神
B. 假神
C. 失神
D. 神乱
E. 少神

100. 面色白而虚浮者，属
A. 血虚证
B. 失血证
C. 实寒证
D. 阳虚水泛证
E. 阳气暴脱证

101. 面色淡黄，枯槁无华者，称为
A. 萎黄
B. 黄胖
C. 黄疸
D. 阳黄
E. 阴黄

102. 病人口唇呈樱桃红色者，属
A. 脾胃充足
B. 热盛
C. 瘀血证
D. 煤气中毒
E. 虚火上炎

103. 热毒壅肺，化腐成脓者，其痰液表现是
A. 痰黄黏稠，坚而成块
B. 痰白而清稀
C. 痰少而黏，难于咯出
D. 痰中带血，血色鲜红
E. 咳吐脓血腥臭痰

104. 口渴饮水不多，兼身热夜甚，心烦不寐，舌红绛，此属
A. 湿热证
B. 阴虚证
C. 营分证

D. 痰饮内停
E. 瘀血内停

105. 病人因患溃腐疮疡日久,其病室中的异常气味是
A. 血腥气味
B. 腐臭气味
C. 尸臭气味
D. 尿臊气味
E. 烂苹果气味

106. 以下不属薄白苔主病的是
A. 表证
B. 阳虚内寒证
C. 燥热伤津
D. 心肺火盛
E. 胃腑积热

107. 视物昏暗不明,模糊不清,是因
A. 肝火上炎
B. 风痰上蒙
C. 肝阳化风
D. 肝肾亏虚
E. 气虚

108. 头晕胀痛,头重脚轻,舌红少津,脉弦细,是因
A. 肝火上炎
B. 肝阳上亢
C. 气血亏虚
D. 痰湿内阻
E. 肾虚精亏

109. 咽喉淡红漫肿者,属
A. 肺胃热盛
B. 阴虚火旺
C. 痰湿凝聚
D. 肾水亏少
E. 肺胃热毒

110. 病人全目赤肿者,属
A. 心火亢盛
B. 肺火炽盛
C. 肝经风热
D. 脾有湿热
E. 肝胆失疏

111. 精神不振,两目乏神,面色少华,乏力懒言,属
A. 少神
B. 得神
C. 失神
D. 假神
E. 神乱

112. 口气臭秽者,属
A. 牙疳
B. 口腔不洁
C. 胃热
D. 溃腐脓疡
E. 龋齿

113. 身发高热,持续不退,并有满面通红,口渴饮冷,大汗出,此属
A. 表热证
B. 表寒证
C. 里实热证
D. 半表半里证
E. 里虚热证

114. 病人先恶寒战栗,表情痛苦,几经挣扎,而后汗出,称为
A. 自汗
B. 盗汗
C. 绝汗
D. 头汗
E. 战汗

115. 以下关于脉象的叙述错误的是

A. 浮脉轻取即得,重按稍减
B. 沉脉轻取不应,重按始得
C. 迟脉脉来迟慢,一息不足四至(每分钟脉搏在60次以下)
D. 滑脉往来流利,应指圆滑如按滚珠
E. 涩脉端直以长,挺然指下,如按琴弦

116. 以下关于大便主病的叙述错误的是
A. 大便稀溏如糜,色深黄而黏,多属肠中有湿热
B. 便稀薄如水样,夹有不消化食物,多属寒湿
C. 便如黏冻,夹有脓血,多为痢疾
D. 先便后血,其色黑褐的是远血
E. 先血后便,其色黑褐的是近血

117. 咳声如犬吠,伴有声音嘶哑,呼吸困难,多见于
A. 顿咳
B. 白喉
C. 肺气虚损
D. 痰湿阻肺
E. 阴虚肺燥

118. 以下不属黑苔主病的是
A. 里证
B. 热证
C. 寒证
D. 热极津涸
E. 瘀血

119. 风寒表证的特征是
A. 发热轻而恶风
B. 恶寒重发热轻
C. 发热重恶寒轻
D. 恶寒发热交替
E. 但发热不恶寒

120. 久病重病,精气极度衰竭,突然一时出现某些神气暂时“好转”的现象,称为
A. 得神
B. 少神
C. 失神
D. 神乱
E. 假神

121. 患者潮热,热势较高,每于下午3~5时热甚,此种潮热称为
A. 日晡潮热
B. 阴虚潮热
C. 骨蒸潮热
D. 湿温潮热
E. 气虚潮热

122. 以下关于呕吐物主病的叙述错误的是
A. 呕吐痰涎,其质清稀者,属于寒饮
B. 呕吐物清稀而夹有食物,无酸臭味者,多为胃气虚寒
C. 呕吐物色黄味苦,多属肝胆有热,胃失和降
D. 呕吐物秽浊酸臭,多因胃热或食积所致
E. 吐血鲜红或暗红,夹有食物残渣,多为内痈

123. 病人突然昏倒,口吐白沫,目睛上视,四肢抽搐,移时苏醒,其病因是
A. 肝阳化风上逆
B. 痰火扰乱心神
C. 痰浊蒙蔽心神
D. 心胆气虚,心神失养
E. 阴阳即将离决

124. 口淡乏味,甚至口中无味,此属
A. 脾胃虚弱
B. 湿热蕴脾
C. 寒湿困脾
D. 肝胃蕴热
E. 寒水上泛

125. 白昼视力正常,每至黄昏视物不清,称为
A. 目昏
B. 目眩
C. 雀盲
D. 目痛
E. 目涩

126. 消谷善饥,兼大便溏泄,此属
A. 胃强脾弱
B. 脾胃虚弱
C. 湿邪困脾
D. 胃阴不足
E. 食滞胃脘

127. 以下关于按脘腹的叙述错误的是
A. 按之充实,应手有抵抗感,或满痛加剧、拒按,叩之呈浊音的,属实证
B. 若按之空虚,应手柔软,压痛不甚,或满痛反而减轻、喜按,叩之呈空声的,属虚证
C. 以手分置腹之两侧,一手轻拍腹壁,如贴于对侧腹壁的手掌有波动感的,表示腹中有积水
D. 用手按之如囊裹水,且腹壁有凹痕者,为水臌
E. 用手按之若无波动感,无凹痕,叩之如鼓者,为血臌

128. 以下关于小便的叙述错误的是
A. 小便清长而尿量增多,常见于津伤证
B. 小便次数增多,称小便频数
C. 小便频数若兼尿少色黄而急迫者,属膀胱湿热;若兼小便清长,甚至入夜尿次增多者,为肾气不固或肾阳虚衰
D. 小便不畅,点滴而出为"癃"
E. 小便不通,点滴不出为"闭"

129. 病人自觉口有涩味,如食生柿子状,其病因是
A. 饮食停滞
B. 脾胃湿热
C. 肝胆火热
D. 脾胃虚弱
E. 燥热伤津

130. 以下关于疼痛的叙述错误的是
A. 胀痛指痛有胀感,多由气滞引起
B. 刺痛即疼痛如针刺状,特点是痛处固定而拒按
C. 痛处有冷感,得温则痛缓为冷痛,常见于阴气偏盛的寒证
D. 疼痛不剧烈却绵绵不休,称为重痛
E. 疼痛剧烈如刀绞,称为绞痛

131. 病人面色虽有异常,但仍光明润泽者,属
A. 常色
B. 主色
C. 客色
D. 善色
E. 恶色

132. 病人肢体软弱无力,行动不灵而无痛者,属
A. 痿病
B. 痹证
C. 痫病
D. 虚风内动
E. 小儿惊风

133. 与舌的关系相对不密切的脏腑是
A. 心
B. 脾
C. 胃
D. 肾
E. 膀胱

134. 诊法是中医诊察疾病、收集病情资料的基本方法,不包括

A. 望
B. 闻
C. 问
D. 叩
E. 切

135. 大便便质黑如柏油，或便血紫黑，此出血多见于
A. 肛裂
B. 胃脘
C. 内痔
D. 直肠
E. 外痔

136. 大便时干时稀的临床意义是
A. 脾阳虚
B. 脾气虚
C. 脾肾阳虚
D. 肝郁脾虚
E. 食滞胃肠

137. 咳声重浊，鼻塞不通者，多属
A. 寒湿
B. 风寒
C. 痰饮
D. 燥热
E. 肺热

138. 湿热蕴结下焦，膀胱气化不利，可见
A. 小便短赤频急
B. 小便余溺不尽
C. 小便清长量多
D. 小便失控自遗
E. 睡时不自主排尿

139. 不属于头汗原因的是
A. 进食辛辣
B. 气阴两虚
C. 上焦热盛
D. 虚阳上越
E. 中焦湿热

140. 病人腹痛窘迫，时时欲便，肛门重坠，大便出不爽，称为
A. 便秘
B. 泄泻
C. 里急后重
D. 肛门气坠
E. 大便失禁

141. 脉来数而时有一止，止无定数，其脉是
A. 促脉
B. 急脉
C. 结脉
D. 代脉
E. 动脉

142. 病人神志清醒时，小便不能控制而自遗，称之为
A. 小便失禁
B. 遗尿
C. 小便清长
D. 余溺不尽
E. 小便频数

143. 正常人的舌色为
A. 淡白舌
B. 淡红舌
C. 红绛舌
D. 青紫舌
E. 黄白相间舌

144. 不属于膀胱湿热证临床表现的是
A. 大便干结
B. 小腹胀痛
C. 腰痛
D. 发热
E. 小便短黄

145. 下列哪项不是肝郁气滞证的临床表现
A. 颈部瘿瘤
B. 胁下肿块
C. 乳房胀痛
D. 急躁易怒
E. 咽部异物感

146. 脾气虚、脾阳虚、脾虚气陷、脾不统血证四证的共同表现是
A. 头晕目眩
B. 内脏下垂
C. 腹痛喜温
D. 食少便溏
E. 慢性出血

147. 不属于肾精不足证临床表现的是
A. 阳痿
B. 生殖功能减退
C. 男子精少不育
D. 遗精早泄
E. 经闭不孕

148. 病人恶寒重发热轻,头身疼痛,无汗,脉浮紧,此为
A. 表实热证
B. 表实寒证
C. 里实热证
D. 里实寒证
E. 表里实寒证

149. 最易引起气血凝滞的邪气是
A. 风
B. 寒
C. 湿
D. 燥
E. 火

150. 病人神情默默,倦怠懒言,身体羸瘦,脉沉细。但默默不语,却语时声高气粗;虽倦怠乏力却动之觉舒,肢体羸瘦而腹硬满拒按,脉沉细而按之有力,此属
A. 真热假寒
B. 真寒假热
C. 真实假虚
D. 真虚假实
E. 表虚里实

151. 以下哪项不是肠热腑实证的临床表现
A. 日晡潮热
B. 大便秘结
C. 腹满硬痛
D. 嗳腐吞酸
E. 大便恶臭

152. 病人五心烦热,盗汗,口咽干燥,颧红,舌红少津,脉细数,此为
A. 里实热证
B. 里实寒证
C. 表实热证
D. 里虚热证
E. 表虚热证

153. 以下哪项不符合表证的临床特征
A. 恶寒发热
B. 头身疼痛
C. 腹中冷痛
D. 咽痛咳嗽
E. 苔白脉浮

154. 下列哪项不符合虚证的临床表现
A. 腹胀满不减
B. 五心烦热
C. 午后微热
D. 声低息微
E. 畏寒喜加衣被

155. 病人发热恶寒,兼见便秘、尿赤等表现者属于

A. 表证
B. 里证
C. 寒证
D. 热证
E. 表里同病

156. 下列哪项不符合实证的临床表现
A. 疼痛拒按
B. 五心烦热
C. 声高气粗
D. 精神亢奋
E. 舌质苍老

157. 肾阴虚证与肾精不足证的鉴别依据是
A. 发脱
B. 齿松
C. 腰膝酸软
D. 妇女崩漏
E. 头晕耳鸣

158. 肾虚水泛、肾精不足、肾气不固三证的共同特点是
A. 腰膝酸软
B. 身体浮肿
C. 发育迟缓
D. 滑精早泄
E. 经闭不孕

159. 少儿生长发育迟缓，身体矮小，囟门迟闭，智力低下，骨骼痿软，舌淡，脉弱，属
A. 肾阳虚证
B. 肾虚水泛证
C. 肾精不足证
D. 肾阴虚证
E. 肾气不固证

160. 咳嗽胸闷，气喘息粗，咳吐脓血腥臭痰，胸痛，发热口渴，舌红苔黄腻，脉滑数，属
A. 痰热壅肺证
B. 肺热炽盛证
C. 肝火犯肺证
D. 燥邪犯肺证
E. 饮停胸胁证

161. 肝阴虚证与肝阳上亢证的区别是
A. 头昏耳鸣
B. 心烦
C. 失眠
D. 头目胀痛
E. 脉细数

162. 下列哪项不属热证临床表现
A. 恶热喜凉
B. 渴喜冷饮
C. 面色红
D. 小便短赤
E. 大便稀溏

163. 下列哪项不是心肾阳虚证的临床表现
A. 心悸怔忡
B. 形寒肢冷
C. 胸闷气喘
D. 失眠多梦
E. 少尿浮肿

164. 以心悸多梦，眩晕肢麻，经少色淡，爪甲不荣为主要表现的证候是
A. 心肝血虚证
B. 心脾气血虚证
C. 肝肾阴虚证
D. 心肾不交证
E. 心肺气虚证

165. 以情志抑制，胸胁或少腹胀痛为主要表现的证候是
A. 肝阳上亢证
B. 肝郁气滞证
C. 肝火炽盛证

D. 肝胆湿热证
E. 胆郁痰扰证

166. 老年男性,神志痴呆,表情淡漠,举止失常,面色晦滞,胸闷泛恶,舌苔白腻,脉滑。其病机是
A. 心血瘀阻
B. 痰热扰神
C. 痰迷心窍
D. 肾精亏虚
E. 心血不足

167. 心悸怔忡,心胸憋闷,气短自汗,神疲乏力,畏冷肢凉,舌淡胖,苔白滑,脉弱,属
A. 心气虚证
B. 心阳虚脱证
C. 心阳虚证
D. 心脉痹阻证
E. 心肾阳虚证

168. 下列哪项不属心火亢盛证的临床表现
A. 心烦口渴
B. 口舌生疮
C. 吐血衄血
D. 狂躁谵语
E. 心悸怔忡

169. 大便干燥如羊屎,艰涩难下,数日一行,腹胀作痛,属
A. 肠热腑实证
B. 肠燥津亏证
C. 胃肠气滞证
D. 肠道湿热证
E. 胃阴虚证

170. 下列哪项不是肾气不固证的临床表现
A. 滑精早泄
B. 夜尿频多
C. 带下清稀
D. 小便失禁
E. 浮肿少尿

171. 肺痨咳嗽,咳嗽不甚时,应采取的主要治则是
A. 治标
B. 治本
C. 标本兼治
D. 先治本后治标
E. 先治标后治本

172. “用热远热”的含义是
A. 阳盛之人慎用温热药物
B. 原有内热,复感外寒之人,慎用温热药物
C. 阴虚之人,慎用温热药物
D. 南方炎热,慎用温热药物
E. 夏季炎热,慎用温热药物

二、B 型题(标准配伍题)

答题说明:

以下提供若干组考题,每组考题共用在考题前列出的 A、B、C、D、E 五个备选答案。请从中选择一个与问题关系最密切的答案。某个备选答案可能被选择一次、多次或不被选择。

(173~174 题共用备选答案)
A. 察外知内
B. 同病异治
C. 因人制宜
D. 异病同治
E. 辨病而治

173. 相同的病,出现了不同的证候,采取的治疗方法不同,其理论依据是
174. 不相同的病,出现了相同的证候,采取的治疗方法也相同,其理论依据是

(175~176 题共用备选答案)
A. 天地

B. 男女
C. 左右
D. 水火
E. 上下
175.《内经》所谓“阴阳之征兆”是指
176.《内经》所谓“阴阳之道路”是指

(177～178 题共用备选答案)
A. 木
B. 水
C. 金
D. 火
E. 土
177. 金的子行为
178. 火的母行为

(179～180 题共用备选答案)
A. 金水相生法
B. 抑木扶土法
C. 益火补土法
D. 泻南补北法
E. 培土制水法
179. 肾阴不足,心火偏亢,以致心肾不交,其治疗宜用
180. 肝气亢盛,乘脾犯胃,其治疗可用

(181～182 题共用备选答案)
A. 相侮
B. 相乘
C. 子病犯母
D. 母病及子
E. 制化
181. 依据五行运行规律“见肝之病,知肝传脾”所属的是
182. 依据五行运行规律“水气凌心”所属的是

(183～184 题共用备选答案)
A. 心
B. 肺
C. 肝
D. 肾
E. 脾
183.“朝百脉”的脏是
184.“主藏血”的脏是

(185～186 题共用备选答案)
A. 心
B. 肺
C. 脾
D. 肝
E. 肾
185. 具有“统摄血液”功能的脏是
186. 被称为“气血生化之源”的脏是

(187～188 题共用备选答案)
A. 肾
B. 肺
C. 脾
D. 肝
E. 心
187. 被称为“气之根”的脏是
188. 被称为“水脏”的脏是

(189～190 题共用备选答案)
A. 肺气之肃降
B. 肾的气化功能
C. 肝气疏泄正常
D. 心血之濡养
E. 脾的运化
189. 影响膀胱贮尿排尿功能的是
190. 有助于大肠传化糟粕功能的是

(191～192 题共用备选答案)
A. 气能生血
B. 津血同源
C. 气能行血
D. 气能行津
E. 津能载气

191. 对于血虚患者的治疗,常在补血的同时补气,其理论根据是
192. “吐下之余,定无完气”,其理论根据是

(193~194题共用备选答案)
A. 上肢内侧前缘
B. 上肢内侧中线
C. 上肢内侧后缘
D. 上肢外侧前缘
E. 上肢外侧后缘
193. 手太阴经分布在
194. 手少阴经分布在

(195~196题共用备选答案)
A. 汗出恶风
B. 下利清谷,小便清长
C. 皮肤干涩
D. 狂躁妄动
E. 大便黏滞,小便混浊
195. 火热邪气致病可见的症状是
196. 湿邪致病可见的症状是

(197~198题共用备选答案)
A. 痰湿阻肺
B. 热邪犯肺
C. 肺气虚损
D. 燥邪犯肺
E. 阴虚肺燥
197. 咳声不扬,痰稠色黄,不易咯出,属
198. 咳声轻清低微者,属

(199~200题共用备选答案)
A. 实寒证
B. 虚寒证
C. 虚热证
D. 实热证
E. 寒热错杂证
199. 阳偏衰引起的病理变化是
200. 阳偏盛引起的病理变化是

(201~202题共用备选答案)
A. 咳逆上气
B. 恶心呕吐
C. 头晕目眩、耳鸣
D. 胃脘疼痛
E. 脘腹有重坠感
201. 中气不足,可引起的症状是
202. 胃气上逆,可引起的症状是

(203~204题共用备选答案)
A. 青、赤
B. 青、黑
C. 黄、黑
D. 赤、白
E. 赤、黑
203. 主瘀血证的面色是
204. 主水湿内停证的面色是

(205~206题共用备选答案)
A. 燥邪伤津
B. 里热炽盛
C. 阴虚证
D. 消渴病
E. 营分证
205. 口渴咽干,夜间尤甚,颧红盗汗,舌红少津,此属
206. 口渴咽干,鼻干唇燥,发于秋季,此属

(207~208题共用备选答案)
A. 痰湿困脾
B. 脾失健运
C. 心肾阳虚
D. 阴虚火旺
E. 大病正气未复
207. 饭后嗜睡,神疲倦怠,食少纳呆,此属
208. 困倦嗜睡,头目昏沉,胸脘痞闷,此属

(209~210题共用备选答案)
A. 胃阳不足

B. 寒邪犯胃
C. 食滞胃肠
D. 热邪犯胃
E. 肝胆湿热

209. 呕吐物秽浊酸臭者,病因是
210. 呕吐物酸腐夹杂不化食物者,病因是

(211～212 题共用备选答案)
A. 热痰
B. 寒痰
C. 湿痰
D. 燥痰
E. 肺痈

211. 痰白滑量多,易咯出者,属
212. 痰白而清稀,或有灰黑点者,属

(213～214 题共用备选答案)
A. 风痰阻络
B. 热极生风
C. 阳明热盛
D. 胃阴损伤
E. 肾阴枯涸

213. 牙齿燥如枯骨者,属
214. 牙齿光燥如石者,属

(215～216 题共用备选答案)
A. 实证转虚
B. 虚证转实
C. 热证转寒
D. 由表入里
E. 由里出表

215. 麻疹初期,疹不出而见发热、喘咳、烦躁等症,待疹出后则烦热、咳喘消除,此属
216. 感受外邪,先有恶寒发热,脉浮紧等症,继而但发热不恶寒,舌红苔黄,脉洪数,属

(217～218 题共用备选答案)
A. 饮停胸胁证
B. 风水相搏证
C. 风寒犯肺证
D. 寒痰阻肺证
E. 肺气虚证

217. 咳嗽,痰多色白质稠,胸闷气喘,恶寒肢冷,质淡苔白腻,脉滑,属
218. 咳嗽,痰少色白质稀,气喘,微有恶寒发热,鼻塞流清涕,苔薄白,脉浮紧,属

(219～220 题共用备选答案)
A. 风热犯肺
B. 燥邪犯肺
C. 肺阴虚
D. 痰热壅肺
E. 肝火犯肺

219. 干咳少痰,甚则咯血,伴发热微恶寒,证属
220. 干咳少痰,甚则咯血,伴胸胁灼痛,头晕目赤,证属

(221～222 题共用备选答案)
A. 因人制宜
B. 因时制宜
C. 因地制宜
D. 治病求本
E. 祛除邪气

221. 痰涎壅塞的治疗原则是
222. 里热极盛,反见四肢发凉,其治疗原则是

(223～224 题共用备选答案)
A. 扶正兼祛邪
B. 扶正
C. 祛邪
D. 先扶正后祛邪
E. 先祛邪后扶正

223. 正虚为主的虚实夹杂证应采用的治则是
224. 正虚不甚,邪势方张,正气尚能耐攻者应采用的治则是

(225～226 题共用备选答案)
A. 肝胃郁热

B. 心火上炎

C. 燥热津伤

D. 脾胃湿热

E. 脾胃虚弱

225. 病人自觉口中有甜味者,属

226. 病人自觉口中有苦味者,属

(227 ~ 228 题共用备选答案)

A. 寒

B. 风

C. 燥

D. 湿

E. 火

227. 容易导致皮肤瘙痒,发无定处的病邪是

228. 致病容易困阻脾土,影响运化的病邪是

(229 ~ 230 题共用备选答案)

A. 开泄

B. 收引

C. 上炎

D. 黏滞

E. 干涩

229. 寒邪的特性是

230. 湿邪的特性是

(231 ~ 232 题共用备选答案)

A. 脉

B. 筋

C. 骨

D. 皮毛

E. 肌肉

231. 具有联结关节、肌肉功能的是

232. 能反映脾的运化功能盛衰的是

(233 ~ 234 题共用备选答案)

A. 气上

B. 气下

C. 气缓

D. 气结

E. 气消

233. 情志为病,过喜对气机的影响是

234. 情志为病,过悲对气机的影响是

(235 ~ 236 题共用备选答案)

A. 目

B. 舌

C. 口

D. 鼻

E. 耳

235. 属于“水”的是

236. 属于“土”的是

(237 ~ 238 题共用备选答案)

A. 寒甚生热

B. 阴阳相错,而变由生也

C. 阴在内,阳之守也

D. 阳胜则阴病

E. 重阴必阳,重阳必阴

237. 可以用阴阳互根说明的是

238. 可以用对立制约说明的是

(239 ~ 240 题共用备选答案)

A. 肝火犯肺证

B. 肝肾阴虚证

C. 心肝血虚证

D. 心肾不交证

E. 肺肾阴虚证

239. 以腰酸胁痛,眩晕耳鸣,遗精,低热颧红为主要表现的证候是

240. 以干咳少痰,腰酸,遗精,潮热盗汗为主要表现的证候是

(241 ~ 242 题共用备选答案)

A. 青色

B. 赤色

C. 黄色

D. 白色

E. 黑色

241. 主肾虚、寒证、瘀血和水饮，是阳虚寒盛、气血凝滞或水饮停留所致
242. 主惊风、寒证、痛证、瘀血，为气血不通，经脉瘀阻所致

（243～244 题共用备选答案）
A. 腰膝酸冷，畏寒肢冷，身体浮肿
B. 腰酸耳鸣，夜尿频多，小便失禁
C. 疲乏嗜睡，脘痞纳呆，肢体浮肿
D. 久泄久痢，完谷不化，形寒舌淡
E. 腰膝酸冷，阳痿不举，性欲减退
243. 脾肾阳虚，运化失职的表现是
244. 肾气亏虚，固摄失权的表现是

（245～246 题共用备选答案）
A. 胃气虚证
B. 胃阳虚证
C. 胃阴虚证
D. 胃热炽盛证
E. 寒饮停胃证
245. 以胃脘嘈杂，饥不欲食，脘腹痞胀、灼痛为主要表现的证候是
246. 以胃脘冷痛，喜温喜按，畏冷肢凉为主要表现的证候是

（247～248 题共用备选答案）
A. 肝火犯肺证
B. 寒饮阻肺证
C. 肺气虚证
D. 风热犯肺证
E. 寒邪犯肺证
247. 咳嗽，痰液清稀，量多易咯，背寒肢冷，苔白滑，脉弦紧。宜诊断为
248. 恶寒发热，无汗，头身痛，鼻塞流清涕，微咳，脉浮紧。宜诊断为

（249～250 题共用备选答案）
A. 持续低热，手足蠕动，舌红少苔
B. 突然昏仆，半身不遂，口眼歪斜
C. 筋脉拘急，肌肉掣动，肢体麻木
D. 两目上视，角弓反张，高热神昏
E. 突然昏倒，口吐涎沫，移时苏醒
249. 肝阳化风证的临床表现是
250. 阴虚生风证的临床表现是

（251～252 题共用备选答案）
A. 心阳虚证
B. 心火亢盛证
C. 心阴虚证
D. 心脉痹阻证
E. 心气虚证
251. 心烦心悸，失眠多梦，舌红少苔，证属
252. 心悸怔忡，形寒肢冷，气短胸痛者，证属

参考答案

1. B	2. E	3. C	4. E	5. B	6. A	7. C	8. C	9. A	10. C
11. C	12. C	13. A	14. C	15. A	16. D	17. C	18. A	19. D	20. A
21. A	22. C	23. E	24. C	25. B	26. C	27. B	28. D	29. E	30. E
31. D	32. D	33. B	34. D	35. E	36. C	37. A	38. C	39. D	40. E
41. C	42. D	43. B	44. C	45. B	46. D	47. B	48. D	49. C	50. E
51. B	52. A	53. A	54. E	55. A	56. E	57. D	58. C	59. A	60. E
61. C	62. C	63. A	64. D	65. C	66. E	67. C	68. D	69. B	70. B
71. B	72. D	73. E	74. C	75. A	76. D	77. E	78. C	79. D	80. A

81. A	82. E	83. C	84. C	85. D	86. E	87. D	88. A	89. C	90. E
91. A	92. E	93. B	94. C	95. E	96. E	97. C	98. B	99. B	100. D
101. A	102. D	103. E	104. C	105. B	106. E	107. D	108. B	109. C	110. C
111. A	112. C	113. C	114. E	115. E	116. E	117. B	118. E	119. B	120. E
121. A	122. E	123. C	124. A	125. C	126. A	127. E	128. A	129. E	130. D
131. D	132. A	133. E	134. D	135. B	136. D	137. B	138. A	139. B	140. C
141. A	142. A	143. B	144. A	145. D	146. D	147. D	148. B	149. B	150. C
151. D	152. D	153. C	154. A	155. E	156. B	157. D	158. A	159. C	160. A
161. E	162. E	163. D	164. A	165. B	166. C	167. C	168. E	169. B	170. E
171. B	172. E	173. B	174. D	175. D	176. C	177. B	178. A	179. D	180. B
181. B	182. B	183. B	184. C	185. C	186. C	187. A	188. A	189. B	190. A
191. A	192. E	193. A	194. C	195. D	196. E	197. B	198. C	199. B	200. D
201. C	202. B	203. B	204. C	205. C	206. A	207. B	208. A	209. D	210. C
211. C	212. B	213. E	214. C	215. E	216. D	217. D	218. C	219. B	220. E
221. E	222. D	223. A	224. E	225. D	226. B	227. B	228. D	229. B	230. D
231. B	232. E	233. C	234. E	235. E	236. C	237. C	238. D	239. B	240. E
241. E	242. A	243. D	244. B	245. C	246. B	247. B	248. E	249. B	250. A
251. C	252. A								

中药药理学

一、A 型题（单句型最佳选择题）

答题说明：

以下每一道考题下面有 A、B、C、D、E 五个备选答案。请从中选择一个最佳答案。

1. 下列关于寒凉药对植物神经系统功能影响的叙述，错误的是
   A. 心率减慢
   B. 尿中儿茶酚胺排出量减少
   C. 血浆中和肾上腺内多巴胺 β－羟化酶活性降低
   D. 尿中 17－羟皮质类固醇排出量增多
   E. 耗氧量降低

2. 具有抗惊厥、解热镇痛、降温等中枢抑制作用的药物是
   A. 清热药
   B. 温里药
   C. 补益药
   D. 活血化瘀药
   E. 止血药

3. 老年人对药物的耐受能力较差的原因主要在于
   A. 反应迟钝
   B. 心脑血管功能较差
   C. 肝肾功能减退
   D. 药物吸收缓慢
   E. 运动协调功能下降

4. 研究认为辛味药的化学成分主要是
   A. 挥发油类
   B. 有机酸类
   C. 糖类、氨基酸等
   D. 无机盐类
   E. 生物碱类

5. 马钱子中毒的主要表现是
   A. 中枢神经系统毒性反应
   B. 心血管系统毒性反应
   C. 呼吸系统毒性反应
   D. 消化系统毒性反应
   E. 泌尿系统毒性反应

6. 连续使用温热药会使机体增加的递质是
   A. 去甲肾上腺素
   B. 乙酰胆碱
   C. 五羟色胺
   D. 谷氨酸
   E. 酪氨酸羟化酶

7. 热证病人应用寒凉性方药治疗后，其自主神经功能的变化是
   A. 交感神经系统功能增强
   B. 副交感神经系统功能增强
   C. 心率加快，外周血管阻力明显增高，血压升高
   D. 外分泌腺功能减弱
   E. 内分泌功能增强

8. 枳实、青皮防治休克的剂型是
A. 水煎液
B. 糖浆
C. 浸膏
D. 注射剂
E. 酊剂

9. 有毒中药五味中占有比较高比例的是
A. 辛
B. 酸
C. 甘
D. 苦
E. 咸

10. 大多数解表药的有效成分是
A. 挥发油
B. 有机酸
C. 鞣质
D. 糖类
E. 蛋白质

11. 研究认为酸味药的化学成分主要是
A. 挥发油类
B. 有机酸类
C. 糖类、氨基酸等
D. 无机盐类
E. 生物碱类

12. 延胡索用醋炮制的目的是
A. 增强疗效
B. 矫味
C. 消除毒性
D. 增强补益作用
E. 增强吸收

13. 中药药理学的研究内容是
A. 中药和机体相互作用及作用规律
B. 分离中药的有效成分
C. 鉴定中药的有效成分
D. 研究中药有效成分的理化性质
E. 鉴定中药的品种

14. 麻黄碱平喘作用特点是
A. 作用缓慢、明显、维持时间长
B. 作用缓慢、温和、维持时间短
C. 作用缓慢、温和、维持时间长
D. 作用迅速、温和、维持时间长
E. 作用迅速、温和、维持时间短

15. 咸味药的主要成分是
A. 挥发油
B. 糖类
C. 蛋白质
D. 无机盐
E. 鞣质

16. 下列关于解表药主要药理作用的叙述,错误的是
A. 发汗作用
B. 解热作用
C. 抗病原微生物作用
D. 抑制组织异常增生
E. 抗炎、镇痛、镇静

17. 柴胡的现代应用不包括
A. 发热
B. 风湿性关节炎
C. 病毒性肝炎
D. 高脂血症
E. 流行性腮腺炎

18. 下列药物中,心脏病患者应避免使用的是
A. 麻黄碱
B. 柴胡
C. 桂枝
D. 葛根
E. 菊花

19. 下列关于葛根药理作用的叙述,错误的是
A. 抗心肌缺血
B. 抗心律失常
C. 扩血管,降血压
D. 改善血液流变性
E. 保肝利胆

20. 治疗突发性耳聋的药物是
A. 麻黄
B. 桂枝
C. 柴胡
D. 葛根
E. 细辛

21. 下列关于麻黄对心血管系统的作用,错误的是
A. 麻黄碱对心脏具有正性肌力、正性频率作用
B. 麻黄碱能收缩血管,升高血压
C. 麻黄碱升压的特点是作用缓慢、温和、持久
D. 反复应用不易产生快速耐受性
E. 麻黄碱可直接或间接兴奋心肌上的肾上腺素能受体

22. 具有抗凝血作用的清热药是
A. 大青叶
B. 大黄
C. 三七
D. 桂枝
E. 黄芩

23. 下列关于黄芩对免疫功能影响的叙述,错误的是
A. 黄芩具有稳定肥大细胞膜,减少炎症性介质释放的作用
B. 黄芩具有抗免疫反应作用,尤其对Ⅰ型变态反应作用显著
C. 黄芩苷抑制小鼠被动皮肤过敏反应的作用强于黄芩苷锌
D. 黄芩具有影响花生四烯酸代谢的作用
E. 黄芩具有提高机体免疫功能的作用

24. 下列关于清热药的主要药理作用,错误的是
A. 抗病原体
B. 抗毒素
C. 发汗
D. 解热
E. 抗炎

25. 知母的药理作用是
A. 抗过敏
B. 镇痛
C. 升高血糖
D. 改善学习记忆
E. 增强免疫

26. 具有抗疟作用的有效成分是
A. 青蒿素
B. 京尼平苷
C. 鱼腥草素
D. 苦参碱
E. 小檗碱

27. 鱼腥草的现代应用是
A. 急性呼吸道感染
B. 急性肠道感染
C. 急性传染性肝炎
D. 急性胰腺炎
E. 急性泌尿系统感染

28. 具有显著利胆作用的清热药是
A. 栀子
B. 知母
C. 大黄
D. 枳实
E. 山楂

29. 下列关于小檗碱对心血管系统作用的叙述,错误的是
A. 小檗碱正性肌力作用的机理与增加心肌细胞内Ca浓度无关
B. 小檗碱用量过大会抑制心肌的收缩力
C. 小檗碱抗心律失常的作用可能与抑制心肌Na内流作用有关
D. 心率减慢和外周阻力降低是小檗碱降压的主要作用环节
E. 小檗碱降压作用的机理与α肾上腺素受体阻断作用有关

30. 含有京尼平苷的药物是
A. 黄芩
B. 黄连
C. 栀子
D. 知母
E. 鱼腥草

31. 秦艽碱甲升高血糖的作用机制是
A. 促进糖原异生
B. 抑制组织对糖的利用
C. 促进消化道对糖的吸收
D. 促进肾上腺素的释放
E. 抑制胰岛素的释放

32. 具有镇静催眠作用的清热药是
A. 苦参
B. 金银花
C. 黄连
D. 大青叶
E. 青蒿

33. 下列关于苦参的药理作用,错误的是
A. 抗病原微生物
B. 抗炎
C. 抗过敏
D. 抗溃疡
E. 抗肿瘤

34. 下列关于具有抗心律失常作用的药物,错误的是
A. 黄连
B. 酸枣仁
C. 苦参
D. 附子
E. 大青叶

35. 下列具有免疫双向调节作用的清热药是
A. 人参
B. 苦参
C. 桂枝
D. 黄芩
E. 桔梗

36. 具有保肝利胆作用的泻下药是
A. 芒硝
B. 大黄
C. 番泻叶
D. 黄芩
E. 桔梗

37. 属于容积性泻药的药物是
A. 大黄
B. 芒硝
C. 巴豆
D. 火麻仁
E. 牵牛子

38. 有抗生育作用的是
A. 柴胡
B. 防己
C. 肉桂
D. 芫花
E. 秦艽

39. 芒硝致泻的有效成分是
A. 硫酸钠
B. 大黄酸

C. d－儿茶素和没食子酸
D. 大黄酚
E. 大黄素

40. 能延缓慢性肾衰发展的泻下药是
A. 芒硝
B. 冬虫夏草
C. 番泻叶
D. 黄芩
E. 大黄

41. 下列关于大黄保肝、利胆作用机理的叙述，错误的是
A. 可促进肝细胞 RNA 合成及肝细胞再生
B. 可刺激人体产生干扰素，抑制病毒的繁殖
C. 可促进肝脏血液循环，改善微循环
D. 疏通肝内毛细胆管，改善胆小管内胆汁淤积
E. 促进胆囊和胆囊奥狄括约肌收缩，促进胆汁分泌

42. 对免疫功能有抑制效应，可用于预防移植物排斥反应的药物是
A. 秦艽
B. 大黄
C. 桂枝
D. 枳实
E. 雷公藤

43. 秦艽抗炎作用的机制是
A. 抗自由基
B. 减少炎症介质释放
C. 收缩血管
D. 增强肾上腺皮质功能
E. 抗钙超载

44. 能引起中毒性视神经炎的是
A. 北五加
B. 知母
C. 香附
D. 莪术
E. 川楝子

45. 与祛风湿药“祛除风湿、解除痹痛”功效相关的药理作用是
A. 抗炎、镇痛、抑制机体免疫功能
B. 发汗解表
C. 强心、升高血压
D. 中枢抑制
E. 保肝利胆

46. 对机体多个系统有毒副作用的中药是
A. 栀子
B. 厚朴
C. 雷公藤
D. 南瓜子
E. 水蛭

47. 芳香化湿药的药理作用与所含的挥发油有关，因此入药的要求是
A. 久煎
B. 先煎
C. 不宜久煎
D. 后下
E. 开水冲泡

48. 具有中枢抑制和肌松作用的芳香化湿药是
A. 秦艽
B. 独活
C. 厚朴
D. 藿香
E. 人参

49. 厚朴抗溃疡的主要药理作用机制是
A. 抑制幽门螺旋杆菌
B. 增加胃黏膜血流
C. 抑制胃酸分泌

D. 黏附于胃黏膜表面,促进溃疡面愈合
E. 中和胃酸

50. 鱼腥草注射液可引起的不良反应是
A. 呼吸抑制
B. 肢体麻木
C. 过敏反应
D. 头晕、头痛
E. 心率紊乱

51. 下列关于芳香化湿药的药理作用,错误的是
A. 调整胃肠运动功能
B. 促进消化液分泌
C. 改善血液流变学
D. 抗溃疡
E. 抗病原微生物

52. 地龙平喘的作用机制主要是
A. 松弛平滑肌
B. 抑制迷走神经
C. 兴奋 β 受体
D. 阻滞组胺受体
E. 减少过敏介质释放

53. 与芳香化湿药“健胃祛风”功效相关的药理作用是
A. 抑制胃液分泌
B. 镇痛
C. 抗菌
D. 降血压
E. 刺激或调整胃肠运动功能

54. 有解热作用的是
A. 苍术
B. 茵陈
C. 半夏
D. 番泻叶
E. 青皮

55. 有抗肿瘤作用的是
A. 麝香
B. 茯苓
C. 肉桂
D. 干姜
E. 木香

56. 下列各药中以降血脂为主要药理作用的是
A. 猪苓
B. 金银花
C. 泽泻
D. 独活
E. 当归

57. 下列关于利水渗湿药的药理作用,错误的是
A. 利尿
B. 抗病原微生物
C. 抑制免疫
D. 抗肿瘤
E. 保肝利胆

58. 猪苓利尿的作用机制是
A. 拮抗醛固酮
B. 拮抗抗利尿激素
C. 抑制电解质的重吸收
D. 渗透性利尿
E. 增加肾小球滤过率

59. 有明显利胆作用的是
A. 麻黄
B. 甘草
C. 五加皮
D. 苍术
E. 茵陈

60. 有抗肝纤维化作用的中药是
A. 防己
B. 地龙

C. 泽泻
D. 麻黄
E. 枸杞子

61. 利尿作用与抗醛固酮活性有关的药物是
A. 茯苓
B. 茵陈
C. 泽泻
D. 猪苓
E. 麻黄

62. 下列关于泽泻的药理作用,错误的是
A. 利尿
B. 抗感染
C. 降血脂
D. 降血糖
E. 增强免疫

63. 下列关于附子中毒症状的叙述,错误的是
A. 恶心、呕吐、腹痛、腹泻
B. 头昏眼花
C. 口舌、四肢及全身发麻
D. 畏寒
E. 白细胞减少

64. 附子对血压的影响是
A. 升压效应
B. 降压效应
C. 既有升压效应,又有降压效应
D. 对血压没有明显影响
E. 先升压,后降压

65. 下列关于肉桂抗溃疡的作用环节,错误的是
A. 抑制胃液分泌
B. 抑制胃蛋白酶活性
C. 增加胃黏膜氨基己糖的含量
D. 促进胃黏膜血流量
E. 中和胃酸

66. 有治疗肾病综合征作用的药物是
A. 金银花
B. 雷公藤
C. 鱼腥草
D. 酸枣仁
E. 麝香

67. 下列关于干姜的药理作用,错误的是
A. 提高耐缺氧能力
B. 抗溃疡
C. 镇吐
D. 抗炎镇痛
E. 镇咳平喘

68. 附子降压的有效成分是
A. 栀子苷
B. 去甲乌药碱
C. 氯化甲基多巴胺
D. 去甲猪毛菜碱
E. 麻黄碱

69. 用于抗缓慢型心律失常的是
A. 防己
B. 苦参
C. 大黄
D. 葛根
E. 附子

70. 青皮解痉作用机制之一在于
A. 阻断 M 受体
B. 阻断 N 受体
C. 抑制 α 受体
D. 兴奋 β 受体
E. 兴奋 H 受体

71. 丹参的现代应用是
A. 冠心病
B. 出血倾向
C. 低血压

D. 感冒发热
E. 重症肌无力

72. 青皮的现代应用是
A. 月经不调
B. 痛经
C. 阵发性室上性心动过速
D. 胃炎
E. 尿路结石

73. 下列关于枳实的药理作用,错误的是
A. 调节胃肠道平滑肌功能
B. 抗溃疡
C. 镇痛
D. 镇咳
E. 兴奋心脏,升高血压

74. 枳实对胃肠平滑肌的作用是
A. 枳实对胃肠平滑肌有兴奋作用
B. 枳实对胃肠道有抑制作用
C. 枳实对胃肠平滑肌呈双向作用
D. 枳实、枳壳对胃肠作用不同
E. 枳实对胃肠平滑肌的作用,不能用于治疗胃下垂、胃肠无力性消化不良等疾病

75. 下列关于枳实的现代应用,错误的是
A. 休克
B. 胃下垂
C. 月经不调
D. 脱肛
E. 子宫脱垂

76. 能增加心肌血流量的药物是
A. 山楂
B. 枳壳
C. 莱菔子
D. 麦芽
E. 神曲

77. 下列关于莱菔子的药理作用,错误的是
A. 收缩平滑肌
B. 镇咳
C. 祛痰
D. 升高血压
E. 抗菌

78. 补充脂肪酶助消化的药物是
A. 莱菔子
B. 枳实
C. 麦芽
D. 陈皮
E. 山楂

79. 下列关于山楂的现代应用,错误的是
A. 消化不良
B. 便秘
C. 高血脂
D. 动脉粥样硬化
E. 冠心病

80. 红花的药理作用是
A. 抑制子宫
B. 促进血栓形成
C. 收缩血管
D. 镇痛
E. 抗缺血损伤

81. 下列关于三七抗心肌缺血作用的叙述,错误的是
A. 扩张冠脉,增加心肌供氧
B. 抑制心肌收缩力,降低心肌耗氧量
C. 升高血压
D. 提高机体耐缺氧能力
E. 抗脂质过氧化

82. 有抗纤维蛋白溶解作用的止血药是
A. 大蓟
B. 三七

C. 蒲黄
D. 白及
E. 仙鹤草

83. 下列关于蒲黄的药理作用,错误的是
A. 止血
B. 抗血小板聚集
C. 扩张血管、降血压
D. 抗心肌缺血
E. 抑制子宫

84. 下列关于三七“散瘀止血,消肿定痛”功效相关的药理作用,错误的是
A. 止血
B. 利尿
C. 抗血栓
D. 促进造血
E. 镇痛

85. 三七的现代应用是
A. 哮喘
B. 胃炎
C. 脑血栓
D. 肝炎
E. 消化不良

86. 下列关于三七止血的药理作用错误的是
A. 增加血小板数量
B. 增强血小板功能
C. 收缩出血局部血管
D. 抑制纤溶酶活性
E. 增加血液中凝血酶含量

87. 关于活血化瘀药改善血流动力学作用叙述正确的是
A. 扩张外周血管,减少器官血流量
B. 各种活血化瘀药扩张血管的主要部位不同
C. 改善患冠心病等病变器官或组织的微循环
D. 抑制血小板聚集
E. 增加纤溶酶活性

88. 延胡索的现代应用是
A. 腹泻
B. 肿瘤
C. 慢性心功能不全
D. 流行性脑脊髓膜炎
E. 失眠

89. 下列关于银杏叶的药理作用,错误的是
A. 增加脑血流量
B. 降低心肌耗氧量
C. 祛痰作用
D. 镇痛
E. 抗肿瘤

90. 下列关于延胡索的药理作用,错误的是
A. 镇痛
B. 镇静
C. 抗心肌缺血
D. 抑制胃酸分泌抗溃疡
E. 抗血栓

91. 川芎的药理作用是
A. 收缩血管、升高血压
B. 促进组织的修复与再生
C. 收缩离体血管平滑肌条
D. 抑制血小板聚集
E. 中枢兴奋

92. 活血化瘀药的药理作用是
A. 提高血小板的表面活性,增加血小板的黏附和聚集
B. 促进血液凝固因子的生成,促进凝血过程
C. 增加纤维酶,但不能促进已形成的纤维蛋白溶解
D. 改善血液流动学

E. 增加毛细血管通透性,促进微血管周围渗血,改善局部组织血液循环

93. 桃仁镇咳的作用机理是
A. 直接抑制呼吸中枢
B. 抑制呼吸道感受器
C. 增加气管黏液-纤毛运动
D. 桃仁中的苦杏仁苷水解产生的氢氰酸对呼吸中枢有一定的抑制作用
E. 抑制呼吸道传入神经

94. 治疗喘息性支气管炎的药物是
A. 丹参
B. 银杏叶
C. 水蛭
D. 延胡索
E. 川芎

95. 可拮抗肾上腺素或氯化钾引起的主动脉收缩的川芎有效成分是
A. 水苏碱
B. 藁本内酯
C. 川芎嗪
D. 川芎挥发油
E. 异阿魏酸

96. 可以阻断DA受体的药物是
A. 延胡索甲素
B. 丹参酮
C. 延胡索乙素
D. 水苏碱
E. 消旋四氢巴马汀

97. 红花的不良反应是
A. 致突变
B. 流产
C. 肝毒性
D. 肾毒性
E. 中枢系统不良反应

98. 下列关于水蛭对血液系统的作用,错误的是
A. 抗血小板聚集
B. 抗凝
C. 促进纤溶
D. 降低血液黏度
E. 增加红细胞数目

99. 关于水蛭抗凝血作用的原理叙述正确的是
A. 水蛭素与凝血酶以共价的形式紧密结合成不可逆复合物
B. 阻止凝血酶催化的凝血反应及凝血酶诱导的血小板激活反应
C. 通过加快抗凝血酶Ⅲ灭活凝血因子的速度起到抗凝作用
D. 与肝素的作用机制相同
E. 减少凝血因子的生成

100. 下列关于半夏对胃肠道的作用,错误的是
A. 抑制胃液分泌
B. 降低游离酸
C. 抑制胃蛋白酶活性
D. 胃黏膜损伤保护
E. 增加胃黏膜PGE含量

101. 酸枣仁产生不良反应的主要成分是
A. 挥发油
B. 有机酸
C. 三萜类物质
D. 黄酮类物质
E. 多糖

102. 桔梗对心血管系统的作用是
A. 收缩血管
B. 升高血压
C. 兴奋心脏
D. 扩张血管
E. 心率加快

103. 半夏的镇咳部位是
A. 咳嗽中枢
B. 呼吸道平滑肌
C. 呼吸道黏膜
D. 胃黏膜
E. 肠道平滑肌

104. 下列关于桔梗的药理作用,错误的是
A. 祛痰
B. 镇咳
C. 抗炎
D. 收缩血管
E. 降血糖、降血脂

105. 酸枣仁降压的作用环节是
A. 兴奋迷走神经
B. 阻断神经节
C. 阻断 α 受体
D. 兴奋 H 受体
E. 舒张血管平滑肌

106. 与酸枣仁“补肝、宁心”功效相关的药理作用是
A. 抗惊厥
B. 降压
C. 耐缺氧
D. 降血脂
E. 抗脂质过氧化

107. 地龙起平喘作用的化学成分是
A. 热浸液
B. 琥珀酸
C. 解热碱
D. 香草素
E. 水提液

108. 与天麻“通络止痛”功效相关的药理作用是
A. 抗惊厥
B. 抗眩晕
C. 抗炎镇痛
D. 改善记忆
E. 增强免疫

109. 钩藤抗心律失常作用的机制是
A. 延长 APD
B. 延长 ERP
C. β 受体阻滞
D. 钙阻滞
E. M 受体兴奋

110. 天麻降压的作用机制是
A. 减慢心率
B. 扩血管
C. 阻滞 β 受体
D. 阻滞钠通道
E. 钙拮抗作用

111. 下列药物引起的惊厥,可用地龙灌胃给药来对抗的是
A. 戊四氮
B. 士的宁
C. 印防己毒素
D. 筒箭毒碱
E. 尼可刹米

112. 麝香降压作用的环节是
A. 抑制血管运动中枢
B. 阻断神经节
C. 阻断 M 受体
D. 扩张外周血管
E. 阻断 β 受体

113. 与开窍药“开窍、醒神、回苏”功效相关的药理作用是
A. 调节中枢神经功能
B. 抗心肌缺血
C. 抗炎

D. 镇痛
E. 调节免疫

114. 麝香抗心绞痛作用的机制是
A. 增强心肌收缩力
B. 扩张外周血管,降低心肌耗氧量
C. 抗心律失常
D. 提高室颤阈
E. 减慢心率

115. 麝香与冰片共有的药理作用是
A. 兴奋中枢
B. 促进药物透皮吸收
C. 抗炎
D. 降压
E. 抗病原体

116. 下列关于补益药对物质代谢的影响,错误的是
A. 促进核酸合成
B. 降血糖
C. 降血脂
D. 促进蛋白质合成
E. 促进蛋白质分解

117. 当归中抗血栓形成作用的主要有效成分是
A. 当归多糖
B. 阿魏酸
C. 当归酮
D. 藁本内脂
E. 琥珀酸

118. 人参有延缓衰老作用的机制是
A. 提高脑内单胺氧化酶B活性
B. 提高超氧化物歧化酶活性
C. 增高体内氧自由基含量
D. 增高神经细胞膜流动性
E. 提高脑组织5-HT含量

119. 不良反应可用安体舒通缓解的药物是
A. 党参
B. 人参
C. 黄芪
D. 甘草
E. 鹿茸

120. 人参对心脏作用的表现是
A. 增强心肌收缩力
B. 加快心率
C. 减少心脏输出量
D. 抑制心肌收缩力
E. 降低冠脉流量

121. 抗血栓作用最强的药物是
A. 党参
B. 黄芪
C. 甘草
D. 女贞子
E. 当归

122. 对免疫功能具有双向调节作用的药物是
A. 人参
B. 党参
C. 黄芪
D. 白术
E. 当归

123. 有肾上腺糖皮质激素样作用的药物是
A. 人参
B. 黄芪
C. 甘草
D. 淫羊藿
E. 党参

124. 黄芪现代用于治疗
A. 痛风
B. 类风湿关节炎
C. 高血压

D. 心律失常
E. 感染性疾病

125. 人参对物质代谢的作用不包括
A. 促进核酸合成
B. 促进蛋白质合成
C. 降低血脂
D. 抗动脉粥样硬化
E. 对血糖无影响

126. 能纠正胃肠运动功能紊乱的补益药是
A. 党参
B. 枳实
C. 山楂
D. 陈皮
E. 大黄

127. 具有抗骨质疏松作用的药物是
A. 麦冬
B. 鹿茸
C. 党参
D. 甘草
E. 白术

128. 有抗动脉粥样硬化作用的是
A. 北沙参
B. 鹿茸
C. 麦冬
D. 何首乌
E. 熟地黄

129. 现代应用能治疗突发性耳聋的药物是
A. 白术
B. 黄芪
C. 甘草
D. 人参
E. 当归

130. 有双向调节子宫收缩作用的药物是
A. 人参
B. 黄芪
C. 麦冬
D. 白术
E. 当归

131. 下列选项中,不是人参现代应用的是
A. 感染性休克
B. 冠心病
C. 支气管哮喘
D. 高脂血症
E. 肿瘤

132. 下列关于收涩药的药理作用,错误的是
A. 止泻
B. 止血
C. 抗菌
D. 止吐
E. 促进创伤愈合

133. 下列关于五味子保肝作用机理的叙述,错误的是
A. 加速肝细胞的修复与再生
B. 增强肝脏的解毒能力
C. 减轻氧自由基对肝细胞的损害
D. 保护肝细胞膜结构完整和功能正常
E. 抑制肾上腺皮质功能,减轻肝细胞炎症反应

134. 与收涩药“收敛”功效有关的成分是
A. 鞣质
B. 蛋白质
C. 生物碱
D. 苷类
E. 挥发油

135. 使君子可治疗的寄生虫病是
A. 蛔虫病
B. 钩虫病

C. 鞭虫病
D. 疟疾
E. 血吸虫病

136. 南瓜子可治疗的寄生虫病是
A. 蛲虫病
B. 绦虫病
C. 鞭虫病
D. 疟疾
E. 血吸虫病

137. 下列关于驱杀蛔虫的药物,错误的是
A. 使君子
B. 苦楝皮
C. 南瓜子
D. 槟榔
E. 川楝子

138. 川楝子可治疗的寄生虫病是
A. 蛔虫病
B. 钩虫病
C. 鞭虫病
D. 疟疾
E. 血吸虫病

139. 具有镇静催眠作用的成分是
A. 延胡索甲素
B. 益母草碱
C. 延胡索乙素
D. 水苏碱
E. 消旋四氢巴马汀

140. 桔梗的现代应用是
A. 扁桃体炎
B. 脑震荡头痛
C. 脑中风
D. 心力衰竭
E. 过敏性皮炎

141. 钩藤降压作用最强的成分是
A. 钩藤碱
B. 钩藤总碱
C. 异钩藤碱
D. 去氢钩藤碱
E. 异去氢钩藤碱

142. 甘草解毒作用的化学成分是
A. 甘草素
B. 甘草粉
C. 甘草甜素
D. 甘草次酸
E. 甘草苷

143. 有抗心肌缺血作用的是
A. 独活
B. 青蒿
C. 附子
D. 金银花
E. 薏苡仁

144. 干姜对消化系统的作用是
A. 抗溃疡
B. 抑制肠蠕动
C. 抑制唾液分泌
D. 催吐
E. 抑制消化功能

145. 附子不良反应的特点是
A. 由去甲乌药碱引起
B. 常见的中毒症状主要以呼吸系统表现为主
C. 不严重
D. 与配伍、炮制无关
E. 可出现瞳孔散大,呼吸困难,手足抽搐,躁动,大小便失禁,体温及血压下降等症状

146. 可用于治疗早孕反应的中药是

A. 银杏叶
B. 柴胡
C. 茯苓
D. 广藿香
E. 栀子

147. 下列与厚朴“燥湿消积、行气平喘”功效相关的药理作用，错误的是
A. 调整胃肠运动
B. 保肝
C. 促进消化液分泌
D. 抑制血小板聚集
E. 抗菌抗病毒

148. 具有中枢性肌松作用的有效成分是
A. 苍术酮及苍术素
B. 麻黄碱及伪麻黄碱
C. 厚朴酚及和厚朴酚
D. β 桉叶醇及茅术醇
E. 广藿香酮及广藿香醇

149. 下列关于具有抗过敏作用的药物，错误的是
A. 大青叶
B. 黄芩
C. 黄连
D. 苦参
E. 金银花

150. 下列与清热药“清泄里热”功效相关的药理作用，错误的是
A. 抗肿瘤
B. 抗毒素
C. 发汗
D. 抗炎
E. 影响免疫系统功能

151. 苦参碱对心脏的作用是
A. 加强心肌收缩力
B. 加强心肌收缩力、减慢心率
C. 抗心肌缺血、抗心律失常
D. 抗心肌缺血、抗房室传导阻滞
E. 抗实验性心肌梗死

二、B 型题（标准配伍题）

答题说明：

以下提供若干组考题，每组考题共用在考题前列出的 A、B、C、D、E 五个备选答案。请从中选择一个与问题关系最密切的答案。某个备选答案可能被选择一次、多次或不被选择。

（152～153 题共用备选答案）
A. 天麻、冰片
B. 羚羊角、天麻
C. 地龙、麦冬
D. 冬虫夏草、鹿茸
E. 淫羊藿、仙鹤草

152. 归肝经的中药是
153. 归肾经的中药是

（154～155 题共用备选答案）
A. 金银花、连翘
B. 大青叶、三七
C. 柴胡、山楂
D. 薄荷、附子
E. 枳实、青皮

154. 具有抗菌、抗病毒、抗炎、解热作用的药物是
155. 具有心血管系统兴奋作用的药物是

（156～157 题共用备选答案）
A. 生地黄、知母
B. 黄连、干姜
C. 枳实、青皮
D. 附子、肉桂
E. 附子、知母

156. 具有抑制红细胞膜钠泵活性作用的药物

是

157. 具有抑制热证病人产热作用的药物是

(158～159题共用备选答案)

A. 延胡索

B. 川乌

C. 大黄

D. 附子

E. 半夏

158. 炮制可以增加有效成分溶出率的药物是

159. 炮制可以加强或突出药物某一作用的药物是

(160～161题共用备选答案)

A. 黄芩

B. 杏仁

C. 青蒿

D. 枳实

E. 人参

160. 可以兴奋下丘脑垂体－肾上腺内分泌轴的中药是

161. 有镇咳祛痰作用的中药是

(162～163题共用备选答案)

A. 解热、镇静、镇痛

B. 抗辐射作用

C. 缓解支气管平滑肌痉挛,减少黏膜水肿

D. 发汗

E. 利胆保肝

162. 细辛"祛风散寒"功效的药理学基础是

163. 麻黄"宣肺平喘"功效的药理学基础是

(164～165题共用备选答案)

A. D－伪麻黄碱

B. 麻黄挥发油

C. L－甲基麻黄碱

D. 桂皮油

E. 麻黄碱

164. 不具有发汗作用的成分为

165. 利尿作用较强的成分为

(166～167题共用备选答案)

A. 黄连和栀子

B. 黄芩和栀子

C. 苦参和黄连

D. 苦参和青蒿

E. 黄芩和青蒿

166. 具有抗心肌缺血作用的药物是

167. 具有保肝利胆作用的药物是

(168～169题共用备选答案)

A. 甜菜碱

B. 莨菪碱

C. 氨基酸

D. 枸杞多糖

E. 维生素

168. 枸杞子抗肿瘤作用的主要成分是

169. 枸杞子保肝作用的主要成分是

(170～171题共用备选答案)

A. 异绿原酸

B. 小檗碱

C. 癸酰乙醛

D. 苦参碱

E. 黄芩素

170. 黄连、黄柏均含有的抗菌作用的有效成分是

171. 苦参、山豆根均含有的抗菌作用的有效成分是

(172～173题共用备选答案)

A. 保肝利胆

B. 发汗

C. 降血糖

D. 抗疟原虫

E. 镇咳祛痰

172. 黄芩的药理作用是

173. 黄连的药理作用是

（174～175 题共用备选答案）
A. 皮肤真菌病和神经性皮炎
B. 脑缺血
C. 妇科炎症及不孕症
D. 急性扁桃体炎
E. 便秘
174. 青蒿的现代应用是
175. 金银花的现代应用是

（176～177 题共用备选答案）
A. 番泻苷 A
B. 没食子酸
C. 结合性蒽苷
D. 大黄素
E. 小檗碱
176. 大黄止血的成分是
177. 大黄抗菌的成分是

（178～179 题共用备选答案）
A. 芒硝
B. 生大黄
C. 厚朴
D. 茯苓
E. 桔梗
178. 能治疗急性乳腺炎的药物是
179. 能治疗氮质血症的药物是

（180～181 题共用备选答案）
A. 冰片
B. 钩藤
C. 桂枝
D. 甘草
E. 大黄
180. 可以治疗胃溃疡的是
181. 可以治疗高血压的是

（182～183 题共用备选答案）
A. 口腔
B. 食管
C. 胃
D. 小肠
E. 大肠
182. 大黄泻下作用的起始部位是
183. 芒硝泻下作用的起始部位是

（184～185 题共用备选答案）
A. 大黄
B. 香附
C. 山楂
D. 独活
E. 党参
184. 有镇痛作用的是
185. 有松弛子宫平滑肌作用的是

（186～187 题共用备选答案）
A. 秦艽
B. 黄连
C. 防己
D. 麻黄
E. 青皮
186. 具有抗心律失常作用的祛风湿药是
187. 具有降压作用的祛风湿药是

（188～189 题共用备选答案）
A. 人参
B. 广藿香
C. 秦艽
D. 厚朴
E. 雷公藤
188. 能防治龋齿的药物是
189. 能治疗细菌性痢疾、肌强直的药物是

（190～191 题共用备选答案）
A. 调整胃肠运动
B. 强心
C. 利胆保肝
D. 解热
E. 降压

190. 芳香化湿药的主要药理作用包括
191. 利水渗湿药的主要药理作用包括

(192～193题共用备选答案)
A. 葛根
B. 广藿香
C. 秦艽
D. 厚朴
E. 雷公藤
192. 具有降血糖、降血脂作用的药物是
193. 具有抗生育作用的药物是

(194～195题共用备选答案)
A. 香附
B. 熟地黄
C. 麝香
D. 茯苓
E. 柴胡
194. 可用于治疗水肿的是
195. 有促进造血功能的是

(196～197题共用备选答案)
A. 精神分裂症
B. 便秘
C. 高脂血症
D. 胆道蛔虫症
E. 脑缺血
196. 茯苓的现代应用是
197. 泽泻的现代应用是

(198～199题共用备选答案)
A. 茯苓
B. 猪苓
C. 泽泻
D. 茵陈
E. 黄连
198. 具有抗实验性肾结石作用的药物是
199. 具有抗心律失常作用的药物是

(200～201题共用备选答案)
A. 白术
B. 葛根
C. 当归
D. 泽泻
E. 半夏
200. 内服可引起胃肠炎的中药是
201. 有胚胎毒性的中药是

(202～203题共用备选答案)
A. 陈皮
B. 天麻
C. 附子
D. 远志
E. 麝香
202. 能抗早孕的是
203. 能改善窦房结功能低下的是

(204～205题共用备选答案)
A. 增加汗腺分泌
B. 促进支气管收缩
C. 抗菌
D. 强心、抗心律失常、抗休克
E. 抗炎、镇痛、抗寒冷
204. 与附子"回阳救逆"功效相关的药理作用是
205. 与附子"逐风寒湿邪"功效相关的药理作用是

(206～207题共用备选答案)
A. 兴奋胃肠平滑肌
B. 抑制胃肠平滑肌
C. 既兴奋又抑制胃肠平滑肌
D. 小剂量兴奋,大剂量抑制
E. 先兴奋后抑制
206. 枳壳具有的药理作用是
207. 香附具有的药理作用是

(208～209题共用备选答案)
A. 麻黄

B. 青皮
C. 香附
D. 白及
E. 水蛭
208. 治疗休克的药物是
209. 治疗月经不调的药物是

(210～211 题共用备选答案)
A. 山楂、神曲
B. 山楂、麦芽
C. 山楂
D. 鸡内金
E. 麦芽、谷芽
210. 含有柠檬酸等多种有机酸,能提高胃蛋白酶活性,促进蛋白质消化的药物是
211. 含胃激素,可促进人体消化液分泌,增加胃液酸度和胃蛋白酶含量的药物是

(212～213 题共用备选答案)
A. 动脉粥样硬化
B. 便秘
C. 上消化道出血
D. 脑血栓
E. 溃疡性结肠炎
212. 山楂的现代应用是
213. 莱菔子的现代应用是

(214～215 题共用备选答案)
A. 保护胃黏膜
B. 促进造血
C. 镇咳
D. 调节脂质代谢
E. 调节组织的修复与再生
214. 属于三七的药理作用是
215. 属于白及的药理作用是

(216～217 题共用备选答案)
A. 白及
B. 小蓟
C. 三七
D. 大蓟
E. 白茅根
216. 能促进凝血酶含量的止血药是
217. 能促进凝血酶原生成的止血药是

(218～219 题共用备选答案)
A. 抑制心肌收缩
B. 增强心肌收缩
C. 对不同种属动物作用不同
D. 对心肌收缩性没有影响
E. 先抑制后兴奋
218. 丹参对心肌收缩的影响是
219. 川芎对心肌收缩的影响是

(220～221 题共用备选答案)
A. 抗血栓
B. 镇静
C. 平喘
D. 降血压
E. 抗肿瘤
220. 水蛭和地龙共同的药理作用是
221. 延胡索和地龙共同的药理作用是

(222～223 题共用备选答案)
A. 化脓性感染
B. 急性肾炎
C. 各种疼痛
D. 宫颈癌
E. 帕金森病
222. 属于延胡索现代应用的是
223. 属于银杏叶现代应用的是

(224～225 题共用备选答案)
A. 抗肿瘤
B. 祛痰
C. 抑制胃肠道蠕动
D. 润肠
E. 镇痛

224. 莪术和水蛭共同的药理作用是
225. 除了抗肿瘤外,莪术还具有的药理作用是

(226~227 题共用备选答案)
A. 对未孕、妊娠、产后子宫均有兴奋作用
B. 对已孕子宫兴奋作用更明显
C. 对子宫收缩没有明显的影响
D. 对子宫的作用不确定
E. 对子宫有明显的舒张作用
226. 益母草对子宫的作用特点是
227. 红花对子宫的作用特点是

(228~229 题共用备选答案)
A. 丹参
B. 川芎
C. 水蛭
D. 桃仁
E. 红花
228. 能提高肝组织中胶原酶活性、抗肝纤维化的活血化瘀药是
229. 与凝血酶以非共价键的形式紧密结合成可逆复合物抗凝的药物是

(230~231 题共用备选答案)
A. 川芎
B. 延胡索
C. 丹参
D. 虎杖
E. 益母草
230. 能治疗产后子宫出血的药物是
231. 能治疗急性肾小球肾炎的药物是

(232~233 题共用备选答案)
A. 浙贝母
B. 远志
C. 满山红
D. 紫菀
E. 苦杏仁
232. 镇咳作用与外周神经末梢有关的药物是
233. 镇咳作用与产生氢氰酸而抑制呼吸中枢有关的药物是

(234~235 题共用备选答案)
A. 酸枣仁
B. 远志
C. 琥珀
D. 龙骨
E. 磁石
234. 具有降血脂作用的药物是
235. 具有抗痴呆作用的药物是

(236~237 题共用备选答案)
A. 天麻
B. 地龙
C. 钩藤
D. 麻黄
E. 蜈蚣
236. 具有溶栓作用的药物是
237. 具有解热作用的药物是

(238~239 题共用备选答案)
A. 增加多巴胺含量
B. 增加去甲肾上腺素含量
C. 提高耐缺氧能力
D. 兴奋苯二氮䓬受体
E. 调整脑血管功能
238. 天麻对脑血管的作用是
239. 天麻对低压环境的小鼠的作用是

(240~241 题共用备选答案)
A. 天麻
B. 地龙
C. 钩藤
D. 麻黄
E. 蜈蚣
240. 上述关于镇静、抗惊厥作用的药物,错误的是
241. 上述关于降压作用的药物,错误的是

（242～243 题共用备选答案）
A. 抗病原体
B. 抗心肌缺血
C. 抗炎
D. 抑制中枢
E. 诱导肝药酶
242. 上述关于冰片的药理作用，错误的是
243. 上述关于麝香的药理作用，错误的是

（244～245 题共用备选答案）
A. 提高中枢耐缺氧能力
B. 减轻脑水肿
C. 抑制白三烯合成
D. 增强肾上腺皮质功能
E. 促进神经功能恢复
244. 与麝香开窍醒神功效相关的药理作用是
245. 麝香的抗炎作用机理之一是

（246～247 题共用备选答案）
A. 鹿茸
B. 人参
C. 甘草
D. 白术
E. 淫羊藿
246. 具有镇咳作用的药物是
247. 具有浮肿不良反应的药物是

（248～249 题共用备选答案）
A. 党参
B. 何首乌
C. 熟地黄
D. 枸杞子
E. 冬虫夏草
248. 具有润肠通便作用的药物是
249. 具有平喘作用的药物是

（250～251 题共用备选答案）
A. 人参皂苷 RA 类
B. 人参皂苷 Rb 类
C. 人参皂苷 RE 类
D. 人参皂苷 Rf 类
E. 人参皂苷 Rg 类
250. 人参有中枢兴奋作用的化学成分是
251. 人参有中枢抑制作用的化学成分是

（252～253 题共用备选答案）
A. 黄芪
B. 人参
C. 甘草
D. 白术
E. 淫羊藿
252. 治疗病毒性肠炎的药物是
253. 治疗糖尿病肾病的药物是

（254～255 题共用备选答案）
A. 急性肝炎
B. 高血压
C. 消化不良
D. 糖尿病
E. 低血钾
254. 何首乌连续应用可导致的不良反应是
255. 甘草长期应用可导致的不良反应是

（256～257 题共用备选答案）
A. 对阿霉素所致的肝损伤有保护作用
B. 促进肝细胞内糖原的分解
C. 对肝细胞的保护作用
D. 抑制肝纤维化
E. 抑制肝脂质过氧化
256. 枸杞子保肝作用的机制是
257. 甘草保肝作用的机制是

（258～259 题共用备选答案）
A. 当归
B. 人参
C. 甘草
D. 党参
E. 淫羊藿

258. 具有肾上腺皮质激素样作用的药物是
259. 具有雄激素样作用的药物是

(260 ~ 261 题共用备选答案)
A. 五味子
B. 山茱萸
C. 乌梅
D. 肉豆蔻
E. 赤石脂
260. 可治疗神经衰弱的药物是
261. 可治疗功能失调性子宫出血的药物是

(262 ~ 263 题共用备选答案)
A. 乌梅
B. 山茱萸
C. 石榴皮
D. 五味子
E. 肉豆蔻
262. 治疗肝炎的药物是
263. 治疗小儿遗尿症的药物是

(264 ~ 265 题共用备选答案)
A. 使君子
B. 苦楝皮
C. 川楝子
D. 槟榔
E. 南瓜子
264. 仅对蛔虫和滴虫有效的药物是
265. 对蛔虫、钩虫、蛲虫和血吸虫都有效的药物是

参考答案

1. D	2. A	3. C	4. A	5. A	6. A	7. B	8. D	9. D	10. A
11. B	12. A	13. A	14. C	15. D	16. D	17. B	18. A	19. E	20. D
21. D	22. E	23. C	24. C	25. D	26. A	27. A	28. A	29. A	30. C
31. D	32. C	33. D	34. E	35. D	36. B	37. B	38. D	39. A	40. E
41. E	42. E	43. D	44. A	45. A	46. C	47. C	48. C	49. C	50. C
51. C	52. D	53. E	54. B	55. B	56. C	57. C	58. C	59. E	60. A
61. A	62. E	63. E	64. C	65. E	66. B	67. E	68. B	69. E	70. A
71. A	72. C	73. D	74. C	75. C	76. A	77. D	78. E	79. B	80. E
81. C	82. D	83. E	84. B	85. C	86. D	87. B	88. E	89. E	90. E
91. D	92. D	93. D	94. B	95. C	96. E	97. B	98. E	99. B	100. E
101. C	102. D	103. A	104. D	105. E	106. A	107. B	108. C	109. D	110. B
111. A	112. D	113. A	114. B	115. C	116. E	117. B	118. B	119. D	120. A
121. E	122. C	123. C	124. C	125. E	126. A	127. B	128. D	129. E	130. E
131. C	132. D	133. E	134. A	135. A	136. B	137. C	138. A	139. E	140. A
141. C	142. C	143. C	144. A	145. E	146. D	147. D	148. C	149. A	150. C
151. C	152. B	153. D	154. A	155. E	156. A	157. A	158. A	159. C	160. E
161. B	162. A	163. C	164. A	165. A	166. C	167. B	168. D	169. A	170. B
171. D	172. A	173. C	174. A	175. D	176. B	177. D	178. A	179. B	180. E
181. B	182. E	183. D	184. D	185. B	186. C	187. A	188. D	189. D	190. A
191. C	192. A	193. E	194. D	195. B	196. A	197. C	198. C	199. E	200. D

201. E	202. E	203. C	204. D	205. E	206. C	207. B	208. B	209. C	210. C
211. D	212. A	213. B	214. B	215. A	216. C	217. E	218. A	219. C	220. A
221. B	222. C	223. E	224. A	225. E	226. A	227. B	228. D	229. C	230. E
231. E	232. D	233. E	234. A	235. B	236. B	237. B	238. E	239. C	240. D
241. D	242. E	243. A	244. A	245. D	246. C	247. C	248. B	249. E	250. E
251. B	252. A	253. A	254. A	255. E	256. E	257. C	258. C	259. E	260. A
261. B	262. D	263. D	264. C	265. D					

药事管理学

一、A 型题（单句型最佳选择题）

答题说明：

以下每一道考题下面有 A、B、C、D、E 五个备选答案。请从中选择一个最佳答案。

1. 药事管理所属的学科是
   A. 药学
   B. 管理学
   C. 经济学
   D. 社会药学
   E. 药物经济学

2. 依法参与国家特殊管理的药品的管理，同时对触犯刑法的药事违法犯罪嫌疑人依法进行刑事调查并按司法程序予以处理的部门是
   A. 公安部门
   B. 发展与改革部门
   C. 劳动与社会保障部门
   D. 市场监督管理部门
   E. 环境保护部门

3. 进口药品的审查机构是
   A. 地区药品监督管理部门
   B. 省级药品监督管理部门
   C. 县级药品监督管理部门
   D. 市级药品监督管理部门
   E. 国务院药品监督管理部门

4. 下列关于制定药品标准的原则论述错误的是
   A. 尽可能采用国外先进药典标准
   B. 有针对性地规定检测项目
   C. 检验方法要考虑到实际条件和反映新技术的应用与发展
   D. 标准中各种限度的规定应密切结合实际
   E. 充分体现“安全有效、慎重从严、结合国情、中西并重”的原则

5. 下列不属于药品的是
   A. 中成药
   B. 化学原料药
   C. 加有维生素 C 的饮料
   D. 中药材
   E. 血液制品

6. 国家药品分类管理中，根据药品安全性，分为甲乙两类管理的是
   A. 现代药
   B. 传统药
   C. 处方药
   D. 非处方药
   E. 国家基本药物

7. 药品标准制定时所选择的检验方法应遵循的原则不包括
   A. 经济
   B. 准确
   C. 简便

D. 灵敏
E. 快速

8. 执业药师注册有效期为
A. 1 年
B. 2 年
C. 3 年
D. 4 年
E. 5 年

9. 野生药材资源保护管理条例对野生药材资源的保护分为
A. 一级管理
B. 二级管理
C. 三级管理
D. 四级管理
E. 五级管理

10. 为防止重大中医药资源流失，中医药科研成果的推广、转让、对外交流，中外合作研究中医药技术，应当经
A. 省级以上人民政府负责中医药管理的部门批准
B. 省级以上卫生部门批准
C. 市级人民政府批准
D. 市级卫生部门批准
E. 地方政府批准

11. 下列与《麻醉药品和精神药品管理条例》不相符的是
A. 精神药品分为第一类精神药品和第二类精神药品
B. 国家对麻醉药品药用原植物以及麻醉药品和精神药品实行管制
C. 未经许可，任何单位、个人不得进行麻醉药品药用原植物的种植以及麻醉药品和精神药品的实验研究、生产、经营、使用、储存、运输等活动
D. 麻醉药品分为第一类麻醉药品和第二类麻醉药品
E. 麻醉药品和精神药品生产、经营企业和使用单位可以依法参加行业协会，行业协会应当加强行业自律管理

12. 属于我国生产的第二类精神药品品种的是
A. γ-羟丁酸
B. 咖啡因
C. 丁丙诺啡
D. 三唑仑
E. 美沙酮

13. 运输麻醉药品和第一类精神药品的运输证明有效期为
A. 1 年
B. 2 年
C. 3 年
D. 4 年
E. 5 年

14. 根据《麻醉药品和精神药品管理条例》，抢救患者急需第一类精神药品而本医疗机构无法提供时，可以
A. 从其他医疗机构紧急借用
B. 从定点生产企业紧急借用
C. 请求药品监督管理部门紧急调用
D. 请求卫生行政部门紧急调用
E. 从定点药品批发企业紧急调用

15. 药品零售企业供应和调配毒性药品
A. 凭盖有医师所在医疗单位公章的正式处方，不超过 3 日极量
B. 凭工作证销售给个人，不超过 2 日极量
C. 凭医师处方，不超过 3 日极量
D. 凭医师处方可供应 4 日极量
E. 凭盖有医师所在医疗单位公章的正式处方，不超过 2 日极量

16. 关于药品说明书的管理，错误的是

A. 药品说明书应当列出主要活性成分或者组方中的主要中药药味
B. 注射剂应当列出所用的全部辅料名称
C. 药品说明书应当列出全部活性成分或者组方中的全部中药药味
D. 药品说明书应当包含药品安全性、有效性的重要科学数据、结论和信息,用以指导安全、合理使用药品
E. 药品处方中含有可能引起严重不良反应的成分或者辅料的,应当予以说明

17. 根据《医疗用毒性药品管理办法》,执业医师开具处方中含有毒性中药川乌,执业药师调配处方时
A. 每次处方剂量不得超过3日极量
B. 应当给付川乌的炮制品
C. 应当给付生川乌
D. 应当拒绝调配
E. 取药后处方保存1年备查

18. 关于毒性药品的管理,错误的是
A. 毒性药品配方用药由国有药店、医疗单位负责,凭盖有医生所在医疗单位的正式处方,不超过2日极量
B. 凡加工炮制毒性中药,必须遵守《中华人民共和国药典》和《中药饮片炮制规范》;每次配料,必须经两人以上复核无误并详细记录每次生产所用原料和成品数
C. 经手人要签字备案,所用容器和工具要处理干净,以防污染其他药品
D. 生产毒性药品必须严格执行生产工艺操作规程,在本单位药品检验人员的监督下准确投料,并建立完整的生产记录,保存3年备查,标示量要准确无误
E. 毒性药品的包装容器上必须印有毒药标志,标示量要准确无误,严防与其他药品混杂

19. 按照《处方药与非处方药流通管理暂行规定》,社会药店、医疗机构药房零售甲类非处方药的必要条件之一是配备
A. 药士以上职称人员
B. 执业药师
C. 主管药师以上职称人员
D. 用药咨询人员
E. 专职采购人员

20. 经营乙类非处方药的普通商业企业必须
A. 持有《药品经营许可证》
B. 配备执业药师
C. 配备从业药师
D. 配备药学专业技术人员
E. 经省级或其授权的药品监督管理部门批准

21. 凭医师处方才能在零售药店购买的是
A. 医疗机构配制的制剂
B. 处方药
C. 甲类非处方药
D. 保健食品
E. 麻醉药品

22. 依照《处方药与非处方药流通管理暂行规定》,执业药师
A. 可以帮助病患者选购处方药
B. 对处方可以擅自更改或代用
C. 对有配伍禁忌的处方,可以自行更正后调配、销售
D. 对有超剂量的处方,可以自行更正后调配、销售
E. 应对病患者选购非处方药提供用药指导或提出寻求医师治疗的建议

23. 当前实施药品分类管理的特点是
A. 关联面广
B. 情况复杂,难度大
C. 难度小,情况简单

D. 具有开拓性
E. 关联面广，情况复杂，难度大，具有开拓性

24. 关于处方论述错误的是
A. 由注册的执业医师和执业助理医师在诊疗活动中开具的、由取得药学专业技术职务任职资格的药学专业技术人员审核、调配、核对
B. 由注册的执业医师和执业助理医师在诊疗活动中开具的、由中专以上药学专业人员审核、调配、核对
C. 是药剂调配、发药的书面依据
D. 是医疗用药的医疗文书
E. 包括医疗机构病区用药医嘱单

25. 中药饮片调配每剂重量规定的误差是
A. ±5%以内
B. ±7.5%以内
C. ±10%以内
D. ±20%以内
E. 不得有重量误差

26. 处方应当
A. 当日有效
B. 2天有效
C. 3天有效
D. 4天有效
E. 5天有效

27. 处方一律用规范的
A. 中文
B. 中文或英文
C. 英文
D. 缩写
E. 代码

28. 不在处方正文中书写的是
A. 医师的签名
B. 药品的名称
C. 药品的规格
D. 药品的数量
E. 药品的用法用量

29. 下列错误论述医师处方权的是
A. 经注册的执业医师在执业地点取得相应的处方权
B. 医师须在注册的医疗、预防、保健机构签名留样及专用签章备案后方可开具处方
C. 试用期的医师开具处方，须经所在医疗、预防、保健机构的执业药师审核并签名或加盖专用章后方有效
D. 经注册的执业助理医师开具的处方须经所在执业地点医师签字或加盖专用章后方有效
E. 经注册的执业助理医师在乡、民族乡、镇的医疗、预防、保健机构执业，在注册的执业地点取得相应的处方权

30. 根据《中华人民共和国药品管理法》，药品购销记录必须注明药品的
A. 通用名称
B. 批准文号
C. 生产日期
D. 商品名称
E. 贮存条件

31. 药事管理的核心是
A. 对药事活动依法管理
B. 对科学化、规范化用药
C. 保证安全、有效
D. 保证药品质量
E. 保证经济、有效

32. 每张处方开具的药品不得超过
A. 1种
B. 2种
C. 3种

D.4种
E.5种

33.下列关于处方药品名称的论述错误的是
A.处方中的药品名称不得使用简写或缩写
B.处方中的药品名称可采用通用名或商品名
C.处方中的药品名称以药典收载的为准
D.处方中的药品名称以药典委员会公布的中国药品通用名称为准
E.处方中的药品名称以经国家批准的专利药品名为准

34.药师调剂处方时的“十对”内容不包括
A.对科别
B.对诊断
C.对药品生产厂家
D.对药品性状
E.对用法用量

35.以下不属于药事管理活动的是
A.制定药品储备计划
B.医疗保险定点药店管理
C.医药企业工商登记管理
D.药品配送管理
E.政府制定药品价格

36.承担保证药品质量的首要责任,属于保证药品质量的前位关键环节的是
A.药品生产企业
B.药品批发企业
C.药品零售企业
D.药品使用机构
E.药品研发组织

37.药品不良反应主要是指
A.合格药品长期用药造成的慢性中毒反应
B.合格药品超剂量用药造成的有害反应
C.合格药品错误用药引起的有害反应
D.合格药品正常用法、用量下出现的与用药目的有关的毒副反应
E.合格药品在正常用法用量下出现的与用药目的无关的或意外的有害反应

38.中药品种保护的作用不包括
A.提高产品质量
B.维护中药生产企业合法利益,制止不正当竞争
C.保障临床用药安全有效
D.用行政手段保护中药知识产权
E.有利于保持国际市场竞争

39.药物的临床试验(包括生物等效性试验),必须经过哪个部门批准
A.国家药品监督管理局
B.国家卫生健康委员会
C.国家卫生健康委员会和国家药品监督管理局
D.省级食品药品监督管理局
E.省级卫生主管部门

40.根据《药品经营质量管理规范》,下列说法中,错误的是
A.药品经营企业每年应组织直接接触药品的人员进行健康检查,并建立健康档案
B.药品批发企业每年应对进货情况进行质量评审
C.药品批发企业质量管理机构的负责人应是执业药师或具有相应的药学专业技术职称
D.药品经营企业主要负责人对企业所经营药品的质量负全部责任
E.中药饮片装斗前应做质量复核,不得错斗、串斗,防止混药

41.药品严重不良反应不包括
A.引起死亡
B.致癌、致畸、致出生缺陷
C.导致人体永久的或显著的伤残

D. 对器官功能产生永久损伤
E. 变态反应

42. 企业已售出的药品如发现质量问题,应
A. 给予消费者赔偿
B. 向有关管理部门报告,并及时追回药品和做好记录
C. 及时回收药品
D. 立即销毁药品
E. 在企业内部作出处理

43. 下列不属于濒临灭绝状态的稀有珍贵野生药材物种的是
A. 虎骨
B. 马鹿茸
C. 豹骨
D. 羚羊角
E. 梅花鹿茸

44. 验收药品时,确定为合格品,状态标志是
A. 黄色
B. 绿色
C. 红色
D. 蓝色
E. 橙色

45. 下列中药品种可申请一级保护的是
A. 对重大疾病有特殊疗效的
B. 对特定疾病有显著疗效的
C. 从天然药物中提取的有效物质
D. 从天然药物中提取的特殊制剂
E. 用于预防和治疗特殊疾病的

46. 药品招标采购应遵循的原则是
A. 公开、公示的原则
B. 公开、公平竞争的原则
C. 公平竞争的原则
D. 公正的原则
E. 公开、公平、公正的原则

47. 主要药事管理职能是为保证药品购进渠道的合法性和购进药品的质量,保证药品的储藏、运输过程中药品质量的稳定,保证药品销售、宣传、广告、推荐的合法性,依法管理药品购进、储藏、运输、销售、宣传、广告、推荐等药事活动的组织是
A. 药品零售组织
B. 药品使用组织
C. 药品批发组织
D. 药品招标代理组织
E. 药品销售代理组织

48. 下列对于中医从业人员的要求论述错误的是
A. 应当按照有关卫生管理的法律、行政法规、部门规章的规定通过资格考试,并经注册取得执业证书后,方可从事中医服务活动
B. 对于以师承方式学习中医学的人员以及确有专长的人员,应当按照有关规定通过资格考试,并经注册取得执业证书后,方可从事中医服务活动
C. 对于以师承方式学习中医学的人员以及确有专长的人员,可以不进行资格考试,直接注册取得执业证书后,从事中医服务活动
D. 应当遵守相应的中医诊断治疗原则、医疗技术标准和技术操作规范
E. 全科医师和乡村医生应当具备中医药基本知识以及运用中医诊疗知识、技术,处理常见病和多发病的基本技能

49. 主要药事管理职能是对医疗保险用药品种、给付标准、定点零售药店进行必要的行政管理的部门是
A. 药品监督管理部门
B. 发展与改革部门
C. 劳动与社会保障部门
D. 市场监督管理部门

E. 环境保护部门

50. 知识产权的特征不包括
A. 垄断性
B. 独占性
C. 地域性
D. 时间性
E. 永久性

51. 禁止采猎的野生药材物种是
A. 羚羊角
B. 黄芩
C. 天麻
D. 丹参
E. 天冬

52. 下列错误论述甲类基本医疗保险药品的是
A. 临床必需
B. 使用广泛
C. 各省、自治区、直辖市可根据当地经济水平、医疗需要和用药习惯,进行适当调整
D. 同类药品中价格低的药品
E. 疗效好

53. 有效期表述形式错误的是
A. 药品标签中的有效期应当按照年、月、日的顺序标注,年份用四位数字表示,月、日用两位数表示
B. 标注格式为“有效期至××××年××月”
C. 标注格式为“有效期至××××年××月××日”
D.“有效期至××××.××.”或者“有效期至××××/××/××”
E. 标注格式为“有效期至××/××/××××”

54. 关于药品标签和包装的说法,不正确的是
A. 药品的标签应当以说明书为依据,其内容不得超出说明书的范围
B. 药品标签上不得印有暗示疗效、误导使用的文字和标识
C. 药品包装上可印有宣传产品的文字和标识
D. 药品标签上应有指导安全、合理用药的文字和资料
E. 供上市销售的最小包装必须附有说明书

55. 属于二级保护野生植物药材物种的是
A. 血竭
B. 诃子
C. 蔓荆子
D. 山茱萸
E. 胡黄连

56. 药品通用名称不得
A. 作为药品商标使用
B. 出现在药品的内标签中
C. 作为药品法定名称
D. 与药品商品名称同时使用
E. 列入国家药品标准

57. 如果药品内标签包装尺寸过小,可以不标注的内容是
A. 通用名称
B. 规格
C. 产品批号
D. 有效期
E. 适应证

58. 药品标签使用注册商标的,应当印刷在药品标签的边角,含文字的,其字体以单字面积计不得大于通用名称所用字体的
A. 1/2
B. 1/4
C. 1/5
D. 1/10
E. 1/3

59. 按照药品说明书和标签管理的规定，药品的最小销售单元系指直接供上市药品的
A. 外包装
B. 内包装
C. 大包装
D. 小包装
E. 所有包装

60. 医疗器械注册管理部门是
A. 中国食品药品检定研究院
B. 国家发展改革委员会
C. 国家药品监督管理局
D. 药品审评中心
E. 国家药典委员会

61. 下列关于药品广告的内容管理的说法错误的是
A. 药品广告的内容必须真实、合法
B. 以省级药品监督管理部门批准的说明书为准，不得含有虚假的内容
C. 药品广告不得含有不科学的表示功效的断言或者保证
D. 药品广告不得利用国家机关、医药科研单位、学术机构或者专家、学者、医师、患者的名义和形象作证明
E. 非药品广告不得有涉及药品的宣传

62. 下列错误论述麻醉药品和精神药品管理规定的是
A. 实行定点经营制度
B. 药品经营企业可以经营麻醉药品的原料药
C. 药品经营企业不得经营第一类精神药品的原料药
D. 国务院药品监督管理部门应当根据麻醉药品和第一类精神药品的需求总量，确定定点批发企业布局，并应当根据年度需求总量进行调整、公布
E. 医疗机构使用麻醉药品和第一类精神药品，应当经所在地区的市级人民政府卫生主管部门批准并取得购用印鉴卡

63. 下列错误论述药品价格管理规定的是
A. 药品的价格有政府定价、政府指导价、市场调节价
B. 药品生产企业、经营企业和医疗机构按照社会平均成本、市场供求状况和社会承受能力合理制定和调整价格
C. 药品生产企业、经营企业和医疗机构必须执行政府定价和政府指导价
D. 药品生产企业应当依法向政府价格主管部门如实提供药品的生产经营成本
E. 药品生产企业、经营企业、医疗机构应当依法向政府价格主管部门提供药品的实际购销价格和购销数量等资料

64. 下列不属于医疗用毒性药品的是
A. 闹羊花
B. 蟾酥
C. 雄黄
D. 朱砂
E. 红粉

65. 一般来说，处方有效期最长不超过
A. 1 天
B. 2 天
C. 3 天
D. 4 天
E. 5 天

66. 药品包装和标签上可以不必注明的是
A. 通用名称
B. 专利批准文号
C. 生产批准文号
D. 生产批号
E. 有效期

67. 处方药可以发布广告的媒介是

A. 电视
B. 报纸
C. 广播
D. 网络
E. 国务院卫生行政部门和药品监督管理部门共同指定的医学、药学专业刊物

68. 验明药品合格证明和其他标识,药品经营企业购进药品时,建立并执行的制度是
A. 发货检查验收
B. 进货检查验收
C. 出货检查验收
D. 收货检查验收
E. 入库检查验收

69. 第二类精神药品每次处方
A. 不得超过 1 日常用量
B. 不得超过 2 日常用量
C. 不得超过 3 日常用量
D. 不得超过 5 日常用量
E. 不得超过 7 日常用量

70. 国家将非处方药分为甲类非处方药和乙类非处方药的依据是
A. 安全性
B. 经济性
C. 有效性
D. 稳定性
E. 合理性

71. “仿制药品”是
A. 进口药品
B. 注册药品
C. 准字号药品
D. 已有国家药品标准的药品
E. 已生产上市的注册药品

72. 医疗用毒性中药品种有
A. 16 种
B. 18 种
C. 26 种
D. 27 种
E. 29 种

73. 连续使用后易产生生理依赖性、能成瘾癖的药品属于
A. 依赖药品
B. 麻醉药品
C. 精神药品
D. 医药用毒性药品
E. 放射性药品

74. 每张应用到麻醉药品片剂、酊剂、糖浆剂的处方,其用量
A. 不得超过 1 日常用量
B. 不得超过 2 日常用量
C. 不得超过 3 日常用量
D. 不得超过 5 日常用量
E. 不得超过 7 日常用量

75. 放射性药品使用许可证的有效期为
A. 1 年
B. 2 年
C. 3 年
D. 5 年
E. 7 年

76. 药品广告批准文号的颁发机构为
A. 国家卫生健康委员会行政管理部门
B. 省级卫生行政管理部门
C. 国家药品监督管理部门
D. 省级药品监督管理部门
E. 国家宣传监督管理部门

77. 下列不得在市场销售的药品是
A. 处方药制剂
B. 非处方药制剂
C. 植物药制剂

D. 生物药制剂
E. 医疗机构配制的制剂

78. 主要药事管理职能是根据药品管理法,为保证药品质量和公民用药安全、有效,对药品、药事组织、执业药师进行必要的管理;确定国家基本药品品种目录的部门是
A. 药品监督管理部门
B. 发展与改革部门
C. 劳动与社会保障部门
D. 市场监督管理部门
E. 环境保护部门

二、B 型题 (标准配伍题)

答题说明:

以下提供若干组考题,每组考题共用在考题前列出的 A、B、C、D、E 五个备选答案。请从中选择一个与问题关系最密切的答案。某个备选答案可能被选择一次、多次或不被选择。

(79 ~ 80 题共用备选答案)
A. 积极稳妥、分步实施、注重实效、不断完善
B. 安全有效、慎重从严、结合国情、中西并重
C. 应用安全、疗效确切、质量稳定、应用方便
D. 临床必需、安全有效、价格合理、使用方便、中西药并重
E. 临床必需、安全有效、价格合理、使用方便、市场能保证供应

79. 遴选非处方药的指导思想是
80. 遴选非处方药的原则是

(81 ~ 82 题共用备选答案)
A. 1 年
B. 2 年
C. 3 年
D. 4 年
E. 5 年

81. 麻醉药品专用账册的保存期限应当自药品有效期期满之日起不少于
82. 第一类精神药品专用账册的保存期限应当自药品有效期期满之日起不少于

(83 ~ 84 题共用备选答案)
A. 梅花鹿茸
B. 五味子
C. 黄柏
D. 细辛
E. 黄芩

83. 属于一级国家重点保护野生动植物药材的是
84. 属于二级国家重点保护野生动植物药材的是

(85 ~ 86 题共用备选答案)
A. 1 级
B. 2 级
C. 3 级
D. 4 级
E. 5 级

85. 中药保护期限为 30 年的品种,其保护的级别为
86. 中药保护期限为 7 年的品种,其保护的级别为

(87 ~ 88 题共用备选答案)
A. 中药材
B. 中药饮片
C. 中成药
D. 天然药物
E. 血液制品

87. 国家药品标准明确了直接入药者均是
88. 必须经国务院药品监督管理部门批准,发给药品批准文号才能生产的是

(89~90题共用备选答案)
A. 党参
B. 五味子
C. 丹参
D. 杜仲
E. 当归
89. 国家对部分重点中药材购销实行管理,属于第一类的为
90. 国家对部分重点中药材购销实行管理,属于第二类的为

(91~92题共用备选答案)
A. 国务院药品监督管理部门
B. 国家药典委员会
C. 国家劳动保障行政部门
D. 省级人民政府药品监督管理部门
E. 省级卫生行政管理部门
根据《处方药与非处方药分类管理办法(试行)》
91. 负责非处方药目录审批的部门是
92. 非处方药的标签和说明书的批准部门是

(93~94题共用备选答案)
A. 处方药
B. 非处方药
C. 乙类非处方药
D. 甲类非处方药
E. 传统药
93. 可以在经批准的普通商业企业零售的药品是
94. 警示语为"请仔细阅读药品使用说明书并按说明使用"的药品是

(95~96题共用备选答案)
A. 发药
B. 核对处方
C. 配方
D. 收方
E. 审查处方
95. 对于质地坚硬的药物,进行捣碎的过程是
96. 检查配好的药味是否与处方相符,有无错配、漏配的过程是

(97~98题共用备选答案)
A. 1天
B. 2天
C. 3天
D. 5天
E. 7天
97. 处方用量一般不得超过
98. 急诊处方用量一般不得超过

(99~100题共用备选答案)
A. 分类储藏药品
B. 验明药品合格证明和其他标示
C. 核算药品价格
D. 必要的冷藏、防冻、防潮、防虫、防鼠等措施
E. 建立并执行保管制度
99. 医疗机构购进药品应进行检查验收,其中最基本的是要
100. 基本的药品储存养护措施是

(101~102题共用备选答案)
A. 白色
B. 淡红色
C. 淡黄色
D. 淡绿色
E. 淡蓝色
101. 麻醉药品处方的颜色是
102. 急诊药品处方的颜色是

(103~104题共用备选答案)
A. 医师的签名
B. 药品的名称
C. 药品的规格
D. 药品的数量
E. 医疗机构名称、处方编号
103. 在处方后记中书写的是

104. 在处方前记中书写的是

（105～106 题共用备选答案）
A. 具有药学专业本科以上学历，并按规定取得中级以上药学专业技术资格
B. 具有药学专业专科以上学历，并按规定取得中级以上药学专业技术资格
C. 具有药学专业本科以上学历，并按规定取得高级以上药学专业技术资格
D. 具有医学专业本科以上学历，并按规定取得中级以上药学专业技术资格
E. 依法经资格认定的药学技术人员
105. 临床药师应当是
106. 医疗机构审核和调配处方的药剂人员应当是

（107～108 题共用备选答案）
A. 国家药品监督管理局
B. 省级药品监督管理局
C. 国家或省食品药品监督管理部门
D. 国家药品不良反应监测中心
E. 省级药品不良反应监测中心
107. 定期通报国家药品不良反应报告和监测情况
108. 应及时对药品不良反应报告进行核实、分析，提出关联性评价意见，并将分析评价意见上报国家药品不良反应监测中心

（109～110 题共用备选答案）
A. Ⅰ期临床试验
B. Ⅱ期临床试验
C. Ⅲ期临床试验
D. Ⅳ期临床试验
E. 生物等效性试验
依照《药品注册管理办法》
109. 药物治疗作用初步评价阶段是
110. 药物治疗作用确证阶段是

（111～112 题共用备选答案）
A. 生产国家药品监督管理局已批准上市的已有国家标准的药品的注册申请
B. 境外生产的药品在中国境内上市销售的注册申请
C. 未曾在中国境内上市销售的药品的注册申请
D. 对药品批准证明文件有效期满后继续生产、进口的药品实施审批的过程
E. 新药申请、已有国家标准药品的申请或进口药申请批准后，改变、增加或取消原批准事项或内容的注册申请
111. 新药申请是指
112. 进口药品申请是指

（113～114 题共用备选答案）
A. 不能纳入药品目录
B. 列不予支付药品范围
C. 列准予支付药品范围
D. 可以纳入甲类药品目录
E. 可以纳入乙类药品目录
113. 临床治疗必需，使用广泛，疗效好，同类药品中价格低的药品
114. 临床治疗选择使用，疗效好，同类药品中价格高的药品

（115～116 题共用备选答案）
A. 黄色色标
B. 绿色色标
C. 蓝色色标
D. 红色色标
E. 黑色色标
《药品经营质量管理规范实施细则》规定
115. 待验药品库用
116. 不合格药品库用

（117～118 题共用备选答案）
A. 医疗机构执业许可证

B.《医疗机构管理条例》
C. 药品管理法
D. 执业医师资格证
E. 从业资格证
117. 开办中医医疗机构,应当取得
118. 开办中医医疗机构,办理审批手续应符合

(119～120题共用备选答案)
A. 不得进行任何形式的广告宣传
B. 可以在大众传播媒介进行广告宣传
C. 只准在大众传播媒介进行广告宣传
D. 只能在专业期刊进行广告宣传
E. 停止广告发布,处以罚款
119. 处方药的广告宣传
120. 非处方药的广告宣传

(121～122题共用备选答案)
A. 5年
B. 10年
C. 15年
D. 20年
E. 30年
121. 承担中医药专家学术经验和技术专长继承工作的指导老师应当从事中医药专业工作
122. 承担中医药专家学术经验和技术专长继承工作的指导老师除了要求应当从事中医药专业工作一定年限以外,还要求担任高级专业技术职务的年限为

(123～124题共用备选答案)
A. 处方药
B. 非处方药
C. 国家基本药物
D. 已有国家标准的药品
E. 新药
123. 未曾在中国境内上市销售的药品
124. 国家已批准正式生产,并收载于国家药品标准的品种

(125～126题共用备选答案)
A. 垄断性
B. 独占性
C. 地域性
D. 时间性
E. 永久性
125. 任何一个国家或地区所授予的知识产权,仅在该国或该地区的范围内受到保护,而在其他国家或地区不发生法律效力。该规定反映了知识产权的
126. 知识产权的法定保护期限反映了知识产权的

(127～128题共用备选答案)
A. 应当印刷在药品标签的边角
B. 应当印刷在药品标签的底部
C. 应当印刷在药品标签的右上角
D. 其字体以单字面积计不得大于通用名称所用字体的二分之一
E. 应当显著、突出,其字体、字号和颜色必须一致
127. 药品通用名称
128. 注册商标

(129～130题共用备选答案)
A. 对药品价格进行管理
B. 对医疗保险用药品种、给付标准、定点零售药店进行管理
C. 确定国家基本药物目录
D. 对药品广告进行监督查处
E. 从宏观上进行医药经济管理
129. 国务院药品监督管理部门的职能是
130. 社会发展计划部门的职能是

(131～132题共用备选答案)
A. 药品的内包装
B. 药品的外包装
C. 药品的最小销售单元的包装
D. 外用药品的包装

E. 对药品贮藏有特殊要求的包装
131. 必须在醒目位置注明的包装是
132. 直接与药品接触的包装是

（133～134 题共用备选答案）
A. 4 种
B. 45 种
C. 32 种
D. 27 种
E. 24 种
133. 二级保护野生药材物种名录中收载了
134. 一级保护野生药材物种名录中收载了

（135～136 题共用备选答案）
A. 药典
B. 药品卫生标准
C. 中药饮片炮制规范
D. 中药材种植规范
E. 部颁标准
135. 由国家药典委员会每 5 年修订一次的是
136. 由省级药品监督管理部门制定的是

（137～138 题共用备选答案）
A. 不得超过 1 日极量
B. 不得超过 2 日极量
C. 不得超过 2 日常用量
D. 不得超过 5 日极量
E. 不得超过 7 日极量
137. 医疗用毒性药品处方，每次处方极量为
138. 注射用麻醉药每张处方不得超过

（139～140 题共用备选答案）
A. 安全性
B. 有效性
C. 经济性
D. 稳定性
E. 均一性
139. “痊愈”“显效”反映的是药品的
140. 制药时形成的药物制剂的固有特性是

（141～142 题共用备选答案）
A. 发现有新的不良反应的药物
B. 药物的外包装材料和容器没有经过批准
C. 药品广告内容超出审查机关审查批准的内容的药物
D. 药品所含成分与国家药品标准规定的成分不符
E. 药物内包装材料和容器未经过批准
141. 属于假药的是
142. 属于劣药的是

（143～145 题共用备选答案）
A. 质量审核
B. 专柜存放
C. 定期养护
D. 分开设置
E. 逐批验收
根据《药品经营质量管理规范》
143. 对一类精神药品应
144. 对首营品种应
145. 对销后退回药品应

（146～148 题共用备选答案）
A. 仓库药品质量定期检查记录
B. 首营品种的验收记录
C. 购进记录
D. 质量跟踪记录
E. 销售记录
根据《药品经营质量管理规范》
146. 药品出库复核人员应完成
147. 养护人员应完成
148. 验收人员应完成

参考答案

1. A	2. A	3. E	4. E	5. C	6. D	7. A	8. E	9. C	10. A
11. D	12. B	13. A	14. A	15. E	16. A	17. B	18. D	19. B	20. E
21. B	22. E	23. E	24. B	25. A	26. A	27. B	28. A	29. C	30. A
31. A	32. E	33. A	34. C	35. C	36. A	37. E	38. E	39. A	40. D
41. E	42. B	43. B	44. B	45. E	46. E	47. C	48. C	49. C	50. E
51. A	52. C	53. E	54. C	55. A	56. A	57. E	58. B	59. D	60. C
61. B	62. B	63. B	64. D	65. C	66. B	67. E	68. B	69. E	70. A
71. D	72. D	73. B	74. C	75. D	76. D	77. E	78. A	79. B	80. C
81. E	82. E	83. A	84. C	85. A	86. B	87. B	88. C	89. D	90. E
91. A	92. A	93. C	94. B	95. C	96. B	97. E	98. C	99. B	100. D
101. B	102. C	103. A	104. E	105. A	106. E	107. A	108. E	109. B	110. C
111. C	112. B	113. D	114. E	115. A	116. D	117. A	118. B	119. D	120. B
121. E	122. B	123. E	124. D	125. C	126. D	127. E	128. A	129. C	130. E
131. E	132. A	133. D	134. A	135. A	136. C	137. B	138. C	139. B	140. E
141. D	142. E	143. B	144. A	145. E	146. D	147. A	148. B		

中药炮制学

一、A 型题（单句型最佳选择题）

答题说明：

以下每一道考题下面有 A、B、C、D、E 五个备选答案。请从中选择一个最佳答案。

1. 柏子仁去油制霜的炮制目的为
   A. 降低毒性
   B. 增强药效
   C. 消除副作用
   D. 改变作用部位
   E. 改变作用趋向

2. 炒炭后，挥发油中检出新成分，并具有止血作用的药物是
   A. 大黄
   B. 竹茹
   C. 荆芥
   D. 槐花
   E. 泽泻

3. 不属于液体的辅料是
   A. 黑豆
   B. 甘草
   C. 生姜
   D. 豆腐
   E. 蜂蜜

4. 不属于降低或消除药物毒副作用的是
   A. 枇杷叶去毛
   B. 斑蝥去油制霜
   C. 川乌煮制
   D. 黄芩蒸制
   E. 蕲蛇去头

5. 乳香采用酒炙的炮制目的是
   A. 改变作用趋势
   B. 消除副作用
   C. 降低毒性
   D. 改变药性
   E. 矫臭矫味

6. 能够增强药物润肺止咳作用的炮制方法是
   A. 姜炙
   B. 蜜炙
   C. 麸炒
   D. 醋炙
   E. 米炒

7. 可引药上行的炮制方法是
   A. 大黄酒炙
   B. 黄柏盐炙
   C. 厚朴姜炙
   D. 马钱子砂烫
   E. 川乌煮制

8. 诃子的净制方法为
   A. 去核
   B. 去心
   C. 去皮壳

D. 去毛
E. 去根

9. 厚朴药材宜切成
A. 斜片
B. 细丝
C. 段
D. 块
E. 大块

10. 薄荷宜采用的水处理方法是
A. 淋法
B. 淘洗法
C. 泡法
D. 漂法
E. 润法

11. 将降香制备成饮片时常用方法是
A. 切制
B. 镑法
C. 刨法
D. 锉法
E. 斧劈法

12. 常采用镑法加工的药材是
A. 大黄
B. 麻黄
C. 山药
D. 水牛角
E. 槟榔

13. 不属于栀子的炮制规格是
A. 栀子
B. 炒栀子
C. 焦栀子
D. 栀子炭
E. 麸炒栀子

14. 属于分离不同药用部位的是
A. 麻黄分离根和草质茎
B. 厚朴分离栓皮
C. 枳壳分离瓤
D. 巴戟天分离木心
E. 党参分离芦头

15. 生竹茹长于清热化痰,姜炙
A. 增强降逆止呕的功效
B. 利于配方
C. 增强宽中和胃的功效
D. 减少刺激性
E. 缓和辛燥之性

16. 斑蝥米炒时,每100kg药物用米
A. 5kg
B. 10kg
C. 15kg
D. 20kg
E. 25kg

17. 盐炙可增强滋阴降火作用的药物是
A. 杜仲、知母
B. 黄柏、巴戟天
C. 知母、黄柏
D. 小茴香、益智仁
E. 橘核、荔枝核

18. 蛤粉炒时,每100kg药物用蛤粉
A. 50kg
B. 30~50kg
C. 20~25kg
D. 10~20kg
E. 以能掩盖药物为度

19. 鳖甲炮制的目的是
A. 增强入肝消积的作用
B. 增强活血止痛作用
C. 增强活血祛瘀作用
D. 引药入肝经

E. 增强疏肝止痛作用

20. 传统习惯破血宜选用
A. 当归头
B. 当归尾
C. 当归身
D. 当归炭
E. 当归(全当归)

21. 须分离不同药用部位的药物是
A. 当归
B. 乌梢蛇
C. 川芎
D. 紫河车
E. 水蛭

22. 砂炒后便于除去绒毛的药物是
A. 马钱子
B. 鸡内金
C. 石韦
D. 枇杷叶
E. 金樱子

23. 采用先炒药后加酒的方法炮制的药物是
A. 桑枝
B. 蕲蛇
C. 乌梢蛇
D. 五灵脂
E. 乳香

24. 炮制熟大黄时,每炙药物 100kg 用黄酒
A. 5kg
B. 10kg
C. 15kg
D. 20kg
E. 30kg

25. 宜用中火炮制的是
A. 盐炙知母
B. 盐炙杜仲
C. 蜜炙甘草
D. 醋炙柴胡
E. 盐炙补骨脂

26. 厚朴姜炙的目的是
A. 缓和药性
B. 缓和副作用,增强疗效
C. 制其寒性,增强温里作用
D. 增强降逆止呕作用
E. 增强祛痰作用

27. 砂炒醋淬鳖甲,每 100kg 药物用醋
A. 5kg
B. 10kg
C. 15kg
D. 20kg
E. 25kg

28. 为降低乳香对胃的刺激性,常采用的炮制方法为
A. 净制
B. 炒炭
C. 醋炙
D. 蜜炙
E. 抢水洗

29. 蜜炙麻黄的用蜜量为
A. 5kg/100kg
B. 12. 5kg/100kg
C. 25kg/100kg
D. 20kg/100kg
E. 30kg/100kg

30. 下列哪类药物宜用洗法处理
A. 质地坚硬,水分难渗入的药材
B. 质地松软,水分易渗入的药材
C. 毒性药材
D. 质地坚硬,短时间水分不易渗入的药材

E. 质地疏松的叶类药材

31. 白矾煅制温度应控制在
A. 100℃
B. 150℃ ~160℃
C. 180℃ ~260℃
D. 270℃ ~280℃
E. 300℃

32. 制后可去其毒性,增强行瘀止痛作用,并矫臭矫味的药物是
A. 刺猬皮
B. 穿山甲(现用代用品)
C. 鳖甲
D. 龟板
E. 阿胶

33. 治疗目赤、咽喉肿痛、口舌生疮等症,宜选用
A. 生黄柏
B. 酒黄柏
C. 盐黄柏
D. 黄柏炭
E. 蜜黄柏

34. 麸炒时,麦麸一般用量为每100kg药物,用麦麸
A. 5kg
B. 10 ~15kg
C. 20 ~25kg
D. 30kg
E. 40kg

35. 酒蒸后可减少副作用的药物是
A. 肉苁蓉
B. 女贞子
C. 黄精
D. 五味子
E. 地黄

36. 蒲黄炒阿胶的作用是长于
A. 养阴润肺
B. 止血安络
C. 滋阴补血
D. 固精缩尿
E. 通络止痛

37. 下列药物要求炒爆花的是
A. 麦芽
B. 芥子
C. 王不留行
D. 薏苡仁
E. 槟榔

38. 竹沥油干馏温度是
A. 400℃ ~450℃
B. 350℃ ~400℃
C. 300℃ ~350℃
D. 280℃
E. 120℃ ~180℃

39. 不属于四制香附所用辅料的是
A. 生姜汁
B. 米醋
C. 蜂蜜
D. 黄酒
E. 食盐水

40. 斑蝥素的升华点为
A. 84℃
B. 100℃
C. 110℃
D. 128℃
E. 138℃

41. 蜜炙法中,炼蜜的常用量是
A. 10% ~20%
B. 20% ~30%
C. 2%

D. 10%
E. 25%

42. 四制香附的功效主要是
A. 疏肝止痛
B. 行气解郁,调经散结
C. 通经脉,散结滞
D. 活血化瘀
E. 活血止痛,消肿生肌

43. 竹茹姜炙后的作用是
A. 增强了降逆止呕的功效
B. 便于煎出药效成分
C. 增强了宽中和胃的功效
D. 便于配方
E. 矫臭矫味

44. 蜜炙后增强润肺止咳作用并能矫味,避免呕吐的药物是
A. 黄芪
B. 枇杷叶
C. 百部
D. 麻黄
E. 马兜铃

45. 干漆煅炭的作用是
A. 缓和苦寒之性
B. 缓和辛散之性
C. 产生止血作用
D. 降低毒性和刺激性
E. 增强止血作用

46. 不属于白芍常用炮制品的是
A. 酒白芍
B. 炒白芍
C. 醋白芍
D. 土炒白芍
E. 盐白芍

47. 酒炙后,可改变药性,引药上行的药物是
A. 大黄
B. 白芍
C. 常山
D. 威灵仙
E. 续断

48. 熟大黄泻下作用缓和的原因是
A. 香豆素减少
B. 有机酸减少
C. 游离型蒽醌减少
D. 结合型蒽醌减少
E. 糖类减少

49. 不采用炒焦法炮制的药材是
A. 苍术
B. 山楂
C. 麦芽
D. 蒲黄
E. 槟榔

50. 远志常采用的炮制方法是
A. 水煮
B. 甘草水煮
C. 酒蒸
D. 豆腐煮
E. 姜汤煮

51. 不属于炒黄法炮制目的的是
A. 利于有效成分溶出
B. 产生止血作用
C. 缓和药性
D. 杀酶保苷
E. 降低毒性

52. 炮制后毒性降低的是
A. 醋甘遂
B. 醋柴胡
C. 盐黄柏

D. 酒川芎
E. 盐杜仲

53. 生用具有清热泻火,除烦止渴功能的药物是
A. 石膏
B. 龙骨
C. 牡蛎
D. 花蕊石
E. 阳起石

54. 适于滑石粉炒的药物是
A. 水蛭
B. 阿胶
C. 斑蝥
D. 骨碎补
E. 龟板

55. 不用盐炙法炮制的药材是
A. 补骨脂
B. 延胡索
C. 黄芪
D. 杜仲
E. 黄柏

56. 不用炒炭法炮制的药材是
A. 山楂
B. 栀子
C. 干姜
D. 紫苏子
E. 荆芥

57. 不属于山楂炮制规格的是
A. 生山楂
B. 炒山楂
C. 焦山楂
D. 山楂炭
E. 盐山楂

58. 土炒时,每100kg药材用灶心土
A. 10~15kg
B. 15~20kg
C. 20~25kg
D. 25~30kg
E. 以能掩盖药材为度

59. 不用醋炙法炮制的药材是
A. 延胡索
B. 柴胡
C. 牛膝
D. 大黄
E. 乳香

60. 醋炙后增强疏肝止痛作用并能消积化滞的是
A. 柴胡
B. 白芍
C. 乳香
D. 香附
E. 大戟

61. 传统习惯止血宜选用
A. 当归尾
B. 当归头
C. 当归身
D. 土炒当归
E. 当归(全当归)

62. 炒后可降低毒性的是
A. 苍耳子
B. 王不留行
C. 槐花
D. 莱菔子
E. 决明子

63. 黄连酒炙的目的为
A. 引药上行
B. 引药下行

C. 引药入肝
D. 缓和发汗作用
E. 消除副作用

64. 宜用土炒法炮制的药材是
A. 僵蚕
B. 枳壳
C. 苍术
D. 枳实
E. 白术

65. 临床多用醋制品的是
A. 延胡索
B. 当归
C. 半夏
D. 大黄
E. 黄连

66. 不用蜜炙法炮制的药材是
A. 麻黄
B. 厚朴
C. 百部
D. 黄芪
E. 枇杷叶

67. 采用水飞法粉碎的矿物药是
A. 朱砂、石膏
B. 雄黄、自然铜
C. 雄黄、炉甘石
D. 朱砂、珍珠母
E. 炉甘石、石膏

68. 石决明煅制的炮制作用是
A. 增强平肝潜阳的作用
B. 增强寒凉之性
C. 增强固涩收敛、明目作用
D. 增强清热作用
E. 增强活血化瘀作用

69. 不属于明煅法炮制目的的是
A. 使药物质地酥脆
B. 除去结晶水
C. 使药物有效成分容易煎出
D. 缓和药物寒性
E. 产生或增强止血作用

70. 在密闭容器中，蒸制的火力是
A. 文火
B. 中火
C. 武火
D. 先武火，待“圆汽”后改为文火
E. 先文火，待“圆汽”后改为武火

二、B 型题（标准配伍题）

答题说明：

以下提供若干组考题，每组考题共用在考题前列出的 A、B、C、D、E 五个备选答案。请从中选择一个与问题关系最密切的答案。某个备选答案可能被选择一次、多次或不被选择。

（71～72 题共用备选答案）
A. 碾捣
B. 制绒
C. 去心
D. 揉搓
E. 青黛拌衣
71. 竹茹的加工方法是
72. 灯心草的加工方法是

（73～74 题共用备选答案）
A. 极薄片
B. 薄片
C. 厚片
D. 段
E. 丁
73. 水牛角切制规格是

74. 阿胶切制规格是

(75～76题共用备选答案)
A. 生姜、白矾
B. 甘草、石灰
C. 黑豆
D. 甘草、黑豆
E. 甘草
75. 制备法半夏的辅料是
76. 制备制南星的辅料是

(77～78题共用备选答案)
A. 含黏液质较多的药物
B. 根和根茎类药物
C. 树脂类药物
D. 质地致密,辅料不易吸收的药物
E. 质地疏松的药物
77. 先炒药后加盐水的操作方法适用于
78. 先炒药后加酒的操作方法适用于

(79～80题共用备选答案)
A. 生黄连
B. 酒黄连
C. 姜黄连
D. 萸黄连
E. 醋黄连
79. 长于清头目之火的饮片是
80. 长于治疗胃热呕吐的饮片是

(81～82题共用备选答案)
A. 长于活血化瘀
B. 善于消食化积
C. 长于消食止泻
D. 具有止血、止泻的功效
E. 善于凉血止血
81. 山楂炭
82. 炒山楂

(83～84题共用备选答案)
A. 清热生津,凉血止血
B. 清热凉血,养阴生津
C. 滋阴补血,益精添髓
D. 凉血止血
E. 补血止血
83. 生地黄的功效是
84. 熟地黄的功效是

(85～86题共用备选答案)
A. 含黏液质较多的药物
B. 根和根茎类药物
C. 树脂类药物
D. 质地致密,辅料不易吸收的药物
E. 质地疏松的药物
85. 先炒药后加蜜的操作方法适用于
86. 先炒药后加醋的操作方法适用于

(87～88题共用备选答案)
A. 生麻黄
B. 蜜麻黄
C. 麻黄绒
D. 蜜麻黄绒
E. 醋麻黄
87. 发汗解表和利水消肿力强的是
88. 用于表证较轻,而肺气壅闭,咳嗽气喘较重者的是

(89～90题共用备选答案)
A. 黄酒
B. 麻油
C. 生姜汁
D. 盐水
E. 黑豆汁
89. 炮制活血化瘀类药物时常用的辅料是
90. 炮制补肾固精药物时常用的辅料是

（91～92 题共用备选答案）
A. 土炒当归
B. 当归炭
C. 酒当归
D. 当归身
E. 全当归
91. 常用于经闭痛经、风湿痹痛、跌打损伤的是
92. 常用于崩中漏下、月经过多的是

参考答案

1. C	2. C	3. D	4. D	5. E	6. B	7. A	8. A	9. B	10. A
11. E	12. D	13. E	14. A	15. A	16. D	17. C	18. B	19. A	20. B
21. A	22. A	23. D	24. E	25. B	26. B	27. D	28. C	29. D	30. B
31. C	32. A	33. B	34. B	35. C	36. B	37. C	38. B	39. C	40. B
41. E	42. B	43. A	44. E	45. D	46. E	47. A	48. D	49. D	50. B
51. B	52. A	53. A	54. A	55. C	56. D	57. E	58. D	59. C	60. D
61. B	62. A	63. A	64. E	65. A	66. B	67. C	68. C	69. E	70. D
71. D	72. E	73. A	74. E	75. B	76. A	77. A	78. E	79. B	80. C
81. D	82. B	83. B	84. C	85. D	86. C	87. A	88. B	89. A	90. D
91. C	92. B								

中药鉴定学

一、A型题（单句型最佳选择题）

答题说明:

以下每一道考题下面有A、B、C、D、E五个备选答案。请从中选择一个最佳答案。

1. 含浆汁、淀粉或糖分多的药材,产地常用加工方法是
   A. 切片、晒干
   B. 蒸、煮、烫后晒干
   C. 熏硫后晒干
   D. "发汗"后晒干
   E. 阴干

2. 根及根茎类药材的一般采收时间是
   A. 春末夏初
   B. 秋、冬季节
   C. 开花前
   D. 茎叶生长最茂盛时
   E. 随时可采

3. 茅苍术的形状特征不包括
   A. 呈不规则连珠状或结节状圆柱形
   B. 质坚实
   C. 断面散有"朱砂点"
   D. 断面久置可析出白毛状结晶
   E. 气微香,味苦,嚼之粘牙

4. 简单而常用的药材鉴定方法是
   A. 基原鉴定
   B. 性状鉴定
   C. 显微鉴定
   D. 理化鉴定
   E. 生物鉴定

5. 板蓝根药材不具有的性状特征是
   A. 根头部略膨大,可见轮状排列的暗绿色叶柄残基和密集的疣状突起
   B. 质坚实,不易折断
   C. 木质部黄色
   D. 断面皮部黄白色
   E. 味微甜而后苦涩

6. "蚯蚓头"是形容哪一药材的性状鉴别特征
   A. 川木香
   B. 银柴胡
   C. 党参
   D. 人参
   E. 防风

7. 大黄横切面上,黏液腔存在部位是
   A. 皮层
   B. 韧皮部
   C. 木栓层
   D. 木质部
   E. 髓部

8. 川芎的气味为
   A. 气香,味苦、辛
   B. 气香,味甘、辣

C. 香气浓郁,味苦、辛,稍麻舌,微回甜
D. 气微,味苦,麻舌
E. 气微,味淡

9. 木香的主产地是
A. 云南
B. 浙江
C. 山西
D. 江西
E. 广西

10. 大黄主要含有以下哪种化学成分
A. 生物碱类
B. 皂苷类
C. 蒽醌类
D. 挥发油
E. 强心苷

11. 天麻粉末水浸液加碘液显
A. 蓝色
B. 绿色至黄绿色
C. 紫红色至酒红色
D. 棕褐色
E. 蓝绿色

12. 除哪一项外均为新疆紫草的特征
A. 呈不规则的长圆柱形,多扭曲
B. 表面紫红色或紫褐色
C. 皮部疏松,呈条形片状,易剥落
D. 体轻,质松软
E. 断面呈同心环层,中心木质部较大

13. 附子的来源是
A. 毛茛科植物乌头子根的加工品
B. 毛茛科植物北乌头侧根的加工品
C. 毛茛科植物乌头的子根
D. 毛茛科植物川乌的子根
E. 毛茛科植物草乌的主根

14. 生狗脊片切面近边缘处凸起的一条棕黄色环纹是
A. 石细胞环带
B. 形成层
C. 纤维层
D. 木质部
E. 韧皮部

15. 商陆的气味是
A. 气微香,味甜
B. 气微,味淡,有刺喉感
C. 气微,味苦
D. 气微,味甘淡,久嚼麻舌
E. 微有香气,味微苦涩

16. 白芍药材产地加工的方法是
A. 去皮后晒干
B. 除去泥沙后烘干
C. 略烫后晒干
D. 置沸水中煮后除去外皮或去皮后再煮,晒干
E. 除去泥沙后晒干

17. 粉末镜检可见草酸钙针晶存在于黏液细胞中,含大量淀粉粒且有环纹导管和螺纹导管的药材是
A. 苍术
B. 厚朴
C. 石菖蒲
D. 半夏
E. 大黄

18. 炉贝的原植物是
A. 甘肃贝母
B. 川贝母
C. 暗紫贝母
D. 梭砂贝母
E. 岷贝母

19. 麝香中主含的大环酮类化学成分是
A. 麝香酮
B. 降麝香酮
C. 雄性酮
D. 氨基酸
E. 肽类

20. 不属于细辛药材性状特征的是
A. 常卷缩成团
B. 根茎横生呈不规则圆柱状
C. 质脆,易折断,断面平坦
D. 气辛香,味辛辣,麻舌
E. 嚼之粘牙,有砂粒感

21. 当归药材粉末的主要显微特征是
A. 木栓细胞
B. 石细胞群
C. 纤维束
D. 韧皮薄壁细胞壁上有斜格状纹理
E. 树脂道

22. 原植物为钩藤的药材表面特征是
A. 表面光滑无毛,红棕色至棕红色
B. 钩枝密被褐色柔毛,钩的末端膨大成小球
C. 枝或钩的表面灰白色或灰棕色,有疣状凸起
D. 表面绿黄色,常有宿存托叶
E. 钩枝具有稀疏的褐色柔毛,表面棕黄色或棕褐色,叶痕明显

23. 原植物为密花豆的药材是
A. 通草
B. 川木通
C. 大血藤
D. 苏木
E. 鸡血藤

24. 来源于植物棉团铁线莲的威灵仙药材的气味是
A. 气微,味淡
B. 气微,味苦
C. 气微,味咸
D. 气微香,味涩
E. 气微,味辛辣

25. 外表面灰白色或灰棕色、黑棕色,密布多数灰白色圆点状皮孔,内表面黄白色或黄棕色,味苦的药材是
A. 杜仲
B. 秦皮
C. 厚朴
D. 牡丹皮
E. 肉桂

26. 来源为樟科植物的干燥树皮的药材是
A. 地骨皮
B. 厚朴
C. 苦楝皮
D. 肉桂
E. 香加皮

27. 双子叶植物维管束多为
A. 有限外韧型
B. 无限外韧型
C. 周韧型
D. 双韧型
E. 周木型

28. 肉桂中的企边桂是
A. 5~6年生幼树的干皮或老树枝皮自然卷曲而成
B. 老年树最下部近地面的干皮加压,干燥
C. 加工过程中的碎块
D. 10年生以上的干皮,将两端削成斜面,突出桂心,压成浅槽状
E. 5~6年生干皮,将两边内卷压制成槽状

29. 组织中含芥子酶分泌细胞的药材是
A. 蓼大青叶
B. 大青叶
C. 侧柏叶
D. 石韦
E. 番泻叶

30. 含有间隙腺毛的药材是
A. 大黄
B. 牛膝
C. 狗脊
D. 绵马贯众
E. 何首乌

31. 蓼大青叶的气孔轴式多是
A. 不等式
B. 不定式
C. 直轴式
D. 平轴式
E. 环式

32. 粉末中草酸钙簇晶极多,存在于较小的薄壁细胞中的药材是
A. 金银花
B. 丁香
C. 洋金花
D. 红花
E. 西红花

33. 川乌药材中的剧毒成分是
A. 异喹啉类生物碱
B. 双酯类生物碱
C. 乌头多糖
D. 双蒽酮苷类
E. 乌头胺

34. 当归粉末的主要特征是
A. 石细胞群
B. 木栓细胞
C. 纤维束
D. 韧皮薄壁细胞壁上有斜格状纹理
E. 树脂道

35. 羚羊角药材的原动物是
A. 鹅喉羚羊
B. 长尾黄羊
C. 藏羚羊
D. 赛加羚羊
E. 黄羊

36. 下列除哪一项外均为吴茱萸粉末的显微特征
A. 非腺毛壁疣明显
B. 可见油室碎片
C. 草酸钙簇晶较多
D. 石细胞类圆形或长方形,胞腔大
E. 含晶鞘纤维

37. 呈卵圆形,蒴果,外表深棕色,有网状突起的纹理及密生短软刺,种子香气浓烈,此药材是
A. 缩砂
B. 阳春砂
C. 吴茱萸
D. 益智
E. 豆蔻

38. 呈长卵形或椭圆形,表面深红或红黄色,有5~8条纵棱,顶端残留萼片的药材是
A. 栀子
B. 枸杞子
C. 金樱子
D. 连翘
E. 小茴香

39. 葛根药材的性状特征不包括
A. 横切面类白色
B. 外皮淡棕色

C. 外皮光滑
D. 味微甜
E. 断面纤维性强

40. 药材绵马贯众的原植物属于
A. 蚌壳蕨科
B. 鳞毛蕨科
C. 乌毛蕨科
D. 紫萁科
E. 球子蕨科

41. 不属于补骨脂药材特征的是
A. 呈肾形略扁
B. 种子 1 枚
C. 果皮与种子不易分离
D. 果皮黑色或黑褐色,具细微网状皱纹
E. 味辛甜,嚼之粘牙

42. 形状略呈菱状方形或短圆柱形,横切面可见种皮薄,中间有“S”形折曲的黄色子叶 2 片重叠,气微,味微苦的药材是
A. 地肤子
B. 决明子
C. 五味子
D. 补骨脂
E. 川楝子

43. 含有挥发油、脂肪油及强心成分的药材是
A. 木瓜
B. 槟榔
C. 小茴香
D. 补骨脂
E. 葶苈子

44. 果皮的表皮细胞具微细的角质线,且有众多油细胞的药材是
A. 槟榔
B. 五味子
C. 补骨脂
D. 砂仁
E. 苦杏仁

45. 金樱子的入药部位是
A. 成熟果穗
B. 近成熟果穗
C. 成熟果实
D. 穗状花序
E. 干燥种子

46. 狗脊药材来源于
A. 鳞毛蕨科
B. 蚌壳蕨科
C. 蓼科
D. 毛茛科
E. 小檗科

47. 呈卵圆形,具三棱,表面灰黄色,内有三室,每室一粒种子,呈椭圆形,一端有种脐,上有种阜,有此特征的药材是
A. 栀子
B. 巴豆
C. 砂仁
D. 豆蔻
E. 益智

48. 玄参根横断面特征为
A. 棕色,粉性
B. 黄色,角质性
C. 黑色,粉性
D. 棕色,角质性
E. 黑色,微有光泽

49. 中果皮组织横切面可见 6 个油管的药材是
A. 补骨脂
B. 小茴香
C. 砂仁
D. 草豆蔻
E. 槟榔

50. 下列关于槲寄生描述不正确的是
A. 为桑寄生科植物槲寄生的干燥带叶茎枝
B. 表面黄绿色、金黄色或黄棕色
C. 无臭,味微苦,嚼之粘牙
D. 质脆,断面中间可见类圆形的髓
E. 叶长椭圆状披针形,革质

51. 下列除哪项外均为紫花地丁的性状特征
A. 主根长圆锥形
B. 叶基生,叶片披针形或卵状披针形
C. 叶柄细,上部具明显狭翅
D. 花紫色或淡棕色,无距,蒴果椭圆形
E. 气微,味微苦而稍黏

52. 呈纺锤形或椭圆形,表面红色或暗红色,质柔软而滋润。内藏种子多数,黄色,气微,味甜,微酸苦。此药材是
A. 补骨脂
B. 山茱萸
C. 连翘
D. 枸杞子
E. 栀子

53. 除哪项外,均为黄花蒿的性状鉴别特征
A. 茎方形,上部多分枝
B. 表面黄绿色或黄棕色,具纵棱线
C. 质略硬,断面中部有髓
D. 叶互生
E. 香气特异,味微苦

54. 横切呈半圆球形,翻口似盆状,外表绿褐色或棕绿色,密被凹点状油室,中央褐色,瓤囊干缩呈棕色,有此特征的药材是
A. 木瓜
B. 瓜蒌
C. 枳壳
D. 乌梅
E. 金樱子

55. 不属于猪苓鉴定特征的是
A. 表面灰黑色或棕黑色,有瘤状突起
B. 呈不规则条形、块状或者扁块状
C. 体重质坚实,入水下沉
D. 断面类白色或黄白色,粉末中菌丝团大多无色
E. 草酸钙结晶多呈双锥八面体或正方八面体

56. 关于没药的叙述,不正确的是
A. 主产于非洲东北部、阿拉伯半岛
B. 橄榄科植物没药树及同属其他植物树干皮部渗出的树脂
C. 不规则的颗粒状或结成团块状,气香而特异
D. 表面黑褐色或黄褐色,与水共研,可形成黄棕色乳状液
E. 质坚碎,破碎面呈颗粒状

57. 植物体内的下列成分经过复杂的化学变化可形成树脂的多为
A. 黄酮类
B. 蒽醌类
C. 生物碱类
D. 挥发油类
E. 木质素类

58. 老芦荟药材的特点不包括
A. 富吸湿性
B. 不规则的块状,表面暗红褐色
C. 体重而脆
D. 有特殊的臭气,味极苦
E. 原植物为库拉索芦荟

59. 主要成分为酯树脂的药材是
A. 乳香
B. 血竭
C. 阿魏
D. 没药

E. 松香

60. 雄性马鹿未骨化的幼角习称
A. 黄毛茸
B. 青毛茸
C. 白毛茸
D. 灰毛茸
E. 红毛茸

61. 下列除哪项外都是药材乌梢蛇的特点
A. 来自于游蛇科的干燥体
B. 表面黑褐色或绿黑色,背鳞行数成双,有两条纵贯全体的黑线
C. 头三角形,脊部高耸成屋脊状
D. 尾部渐细而长,尾下鳞双行
E. 显微镜下观察,背鳞的鳞片黄棕色,具纵直条纹

62. 鹿茸是鹿科动物梅花鹿或马鹿的
A. 已骨化的角
B. 雌鹿未骨化密生茸毛的幼角
C. 雄鹿未骨化密生茸毛的幼角
D. 未角化的角
E. 雌雄鹿的幼角

63. 背部高耸呈屋脊状的蛇类药材是
A. 蕲蛇
B. 乌梢蛇
C. 金钱白花蛇
D. 赤链蛇
E. 金环蛇

64. 通草的药用部位为
A. 全草
B. 茎
C. 茎髓
D. 根
E. 地上部分

65. 羚羊角药材的鉴别特征不包括
A. 长圆锥形,类白色或黄白色
B. 嫩枝有血丝,光润如玉,老枝有细纵裂纹
C. 从尖部开始,有隆起的环脊,具“合把”特点
D. 角内下半段有骨塞;上半段有细孔道,称“通天眼”
E. 气无,味淡

66. 药材土鳖虫的来源为
A. 蜚蠊科昆虫地鳖或冀地鳖的雌虫干燥体
B. 芫青科昆虫地鳖或冀地鳖的雌虫干燥体
C. 芫青科昆虫地鳖或冀地鳖的雄虫干燥体
D. 鳖科昆虫地鳖或冀地鳖的雌虫干燥体
E. 蜚蠊科昆虫地鳖或冀地鳖的雄虫干燥体

67. 主产于埃及、印度等地的药材是
A. 蓼大青叶
B. 大青叶
C. 侧柏叶
D. 庐山石韦
E. 番泻叶

68. 斑蝥背部革质鞘翅的特点是
A. 黑色,具白色条纹
B. 黑色,有3条黄色或棕黄色的横纹
C. 乌黑色,具红色条纹
D. 黄色,有3条黄色纵条纹
E. 乌黑色,具红色斑点

69. 蜈蚣药材的鉴别特征不包括
A. 扁平长条状,头部暗红色
B. 躯干部除第一背板外,均为棕绿色或墨绿色
C. 从第一节开始,每节两侧有步足1对
D. 步足黄色或红褐色,弯成钩形
E. 气微,有特殊刺鼻的臭气,味辛、微咸

70. 二杠茸皮色与锯口面的性状特点是

A. 外皮红黄色，锯口外围多已骨化
B. 外皮灰黑色，锯口面有致密的小孔，外围无骨质
C. 外皮灰黑色，锯口中间孔变大
D. 外皮红棕色，锯口面有致密的小孔，外围无骨质
E. 外皮黑棕色，锯口外围多已骨化

71. 麝香仁用水合氯醛装片，镜检可见
A. 散有针晶、纤维，并可见圆形油室
B. 散有方形、柱形或不规则的晶体，并可见圆形油滴
C. 散有簇晶，并可见圆形油滴及石细胞
D. 散有方形、柱形或不规则的晶体，有油管
E. 散在小型簇晶或不规则的晶体，有乳管、石细胞

72. 石膏纵断面的特征是
A. 纵断面具绢丝样光泽及横向波状纹理
B. 纵断面具绢丝样光泽及纵向纤维状纹理
C. 纵断面有金属光泽，较光滑，无纹理
D. 纵断面有金属光泽，较光滑，有横向平行纹理
E. 纵断面无光泽，凸凹不平

73. 自然铜药材是
A. 矿物学上的自然铜
B. 含铜的矿物
C. 主含二硫化铁的黄铁矿
D. 三氧化二铁
E. 四氧化三铁

74. 主产于湖北的药材是
A. 朱砂
B. 滑石
C. 自然铜
D. 石膏
E. 芒硝

75. 赭石药材的颜色和表面特征是
A. 全体棕红色或铁青色，表面有乳头状“钉头”散在
B. 全体黄棕色，表面有墨绿色条纹及乳头状“钉头”
C. 全体黄棕色，表面有乳头状“钉头”，无凹窝
D. 全体鲜红色，表面有乳头状“钉头”与凹窝相间排列
E. 全体棕红色或铁青色，一面有乳头状“钉头”，另一面有相对的凹窝

76. 朱砂的主要化学成分是
A. 硫酸钙
B. 硫酸镁
C. 硫化汞
D. 硫化铁
E. 硫化亚铁

77. 忌用火煅的药材是
A. 朱砂
B. 雄黄
C. 自然铜
D. 信石
E. 芒硝

78. 药材粉末以盐酸湿润后，于铜片上摩擦，铜片表面显银白色光泽的药材是
A. 滑石
B. 炉甘石
C. 芒硝
D. 石膏
E. 朱砂

79. 龙胆根横切面最外保护组织为
A. 表皮
B. 皮层
C. 下皮层
D. 后生皮层

E. 木栓层

80. 桔梗药材的气味是
A. 无臭,味甜
B. 无臭,味微甜后苦
C. 气香,味甜,微涩
D. 无臭,味苦、辛
E. 气香,味甜、苦

81. 药材三棱的来源为
A. 黑三棱科的荆三棱
B. 黑三棱科的黑三棱
C. 禾本科的荆三棱
D. 莎草科的黑三棱
E. 莎草科的荆三棱

82. 半夏的气味为
A. 气微,味淡
B. 气微辛,味苦,麻舌
C. 无臭,味辛辣,麻舌而刺喉
D. 气芳香,味辛辣
E. 气微香,味苦涩

83. 沉香火试的特征是
A. 有浓烟及香气,并有爆鸣声
B. 有浓烟及强烈香气,并有油状物渗出
C. 有强烈蒜臭气,并有火焰
D. 有浓烟,并有火光
E. 燃烧时气浓香,并有油状物渗出

84. 钩枝密被褐色长柔毛,钩的末端膨大成小球的钩藤原植物是
A. 钩藤
B. 毛钩藤
C. 华钩藤
D. 大叶钩藤
E. 无柄果钩藤

85. 药材秦皮来源于
A. 萝藦科
B. 毛莨科
C. 木犀科
D. 樟科
E. 木兰科

86. 杜仲药材降血压的化学成分是
A. 松脂醇二葡萄糖苷
B. 白桦脂醇
C. 杜仲胶
D. 桃叶珊瑚苷
E. β－谷固醇

87. 肉桂药材中有镇静、镇痛和解热作用的化学成分是
A. 桂皮醛
B. 乙酸桂皮酯
C. 香豆素类
D. 桂皮酸
E. 苯甲醛

88. 内胚乳细胞含糊粉粒,糊粉粒中有草酸钙小簇晶的药材是
A. 吴茱萸
B. 小茴香
C. 砂仁
D. 五味子
E. 槟榔

89. 小茴香药材不应具有的特征是
A. 果实长圆柱形
B. 分果背面有纵棱 5 条
C. 分果有油管 6 根
D. 分果背面侧棱延展成翅状
E. 味微甜,气香特异

90. 呈扁球形或五角状扁球形,表面暗黄绿色,顶端有五角星状裂隙的药材是
A. 巴豆

B. 豆蔻
C. 吴茱萸
D. 葶苈子
E. 沙苑子

91. 巴豆中有强烈刺激性和致癌作用的成分是
A. 巴豆醇
B. 巴豆苷
C. 巴豆素
D. 巴豆油酸
E. 巴豆醇的双酯类化合物

92. 南葶苈子药材的原植物是
A. 播娘蒿
B. 小花糖芥
C. 独行菜
D. 芝麻菜
E. 贴梗海棠

93. 吴茱萸药材的原植物属于
A. 蔷薇科
B. 芸香科
C. 木兰科
D. 桑科
E. 木樨科

94. 下列哪种药材的叶对生,但茎不是方形
A. 广藿香
B. 金钱草
C. 穿心莲
D. 益母草
E. 薄荷

95. 石斛药材来源于
A. 兰科
B. 百合科
C. 菊科
D. 唇形科
E. 天南星科

96. 三七加工时剪下的芦头、侧根、须根晒干后,其商品规格名称分别是
A. 剪口、筋条、绒根
B. 筋条、剪口、绒根
C. 芦头、筋条、绒根
D. 芦头、腿、须
E. 根头、支根、须

97. 青蒿来源于
A. 菊科植物青蒿
B. 菊科植物黄花蒿
C. 菊科植物滨蒿
D. 菊科植物牡蒿
E. 菊科植物柳蒿

98. 儿茶药材的特点不包括
A. 主产于云南西双版纳
B. 来源于豆科植物儿茶
C. 呈方块形或不规则块状,表面黑褐色或棕黑色,稍具光泽,无臭,味涩苦,略回甜
D. 断面有细孔,遇潮有黏性
E. 含儿茶荧光素

99. 五倍子药材的主要化学成分是
A. 五倍子鞣质
B. 没食子酸
C. 生物碱
D. 树脂
E. 蜡质

100. 蛤蚧药材背部的特点是
A. 灰黑色或银灰色,有黄白色或红色条纹
B. 灰黑色或银灰色,密布突起的红色斑点
C. 灰黑色或银灰色,有黄白色、灰绿色斑点
D. 灰棕色或黄棕色,有黄白色或红色斑点
E. 灰棕色或黄棕色,密布突起的红色斑点

101. 下列哪项不是广地龙的性状特征

A. 呈长条状薄片,弯曲
B. 全体具环节,背部棕褐色至紫灰色,腹部浅黄棕色
C. 第14~16环节为生殖带,习称“白颈”
D. 受精囊孔3对,在6/7~8/9环节间
E. 体轻,略呈革质,不易折断

102. 药材广地龙的动物来源是
A. 通俗环毛蚓
B. 威廉环毛蚓
C. 参环毛蚓
D. 栉盲环毛蚓
E. 蚯蚓

103. 蛤蚧药材眼和吻鳞的特征是
A. 两眼凹陷,有眼睑,吻鳞切鼻孔
B. 两眼凹陷,无眼睑,吻鳞切鼻孔
C. 两眼凸出,有眼睑,吻鳞切鼻孔
D. 两眼凹陷,无眼睑,吻鳞不切鼻孔
E. 两眼凸出,无眼睑,吻鳞不切鼻孔

104. 毛壳麝香外壳的特点是
A. 呈囊状球形、椭圆形或扁圆形,密被灰白色或灰棕色短毛
B. 呈囊状球形、椭圆形或扁圆形,密被灰白色或灰棕色短毛,中央有一小囊孔
C. 呈囊状球形、椭圆形或扁圆形,密被灰白色或灰棕色短毛,中央有一小囊孔,另一面为棕褐色皮膜
D. 呈囊状球形、椭圆形或扁圆形,一面为棕褐色皮膜,中央有一小囊孔,另一面被灰白色短毛
E. 呈囊状球形,密被灰白色长毛,无开孔

二、B型题（标准配伍题）

答题说明:

以下提供若干组考题,每组考题共用在考题前列出的A、B、C、D、E五个备选答案。请从中选择一个与问题关系最密切的答案。某个备选答案可能被选择一次、多次或不被选择。

(105~106题共用备选答案)
A. 环状
B. 类方形
C. 多角形
D. 波状环纹
E. 不规则状

105. 人参药材组织横切片的形成层呈
106. 川芎药材组织横切片的形成层呈

(107~108题共用备选答案)
A. 环状
B. 略呈方形
C. 类多角形
D. 波状
E. 不规则状

107. 杭白芷的形成层呈
108. 川乌的形成层呈

(109~110题共用备选答案)
A. 蒽醌类
B. 挥发油
C. 生物碱
D. 靛蓝及靛玉红
E. 皂苷

109. 番泻叶所含的化学成分是
110. 蓼大青叶所含的化学成分是

(111~112题共用备选答案)
A. 非腺毛有单细胞及多细胞两种,油细胞众多
B. 粉末中有油室、草酸钙簇晶、纤维,还可见通气组织
C. 腺毛头部1~5个细胞,柄1~5个细胞
D. 有两种腺毛:头部倒圆锥形及头部类圆形,均为多细胞,腺柄亦为多细胞

E. 有管道状分泌细胞
111. 金银花的显微特征是
112. 丁香的显微特征是

(113~114 题共用备选答案)
A. 卵圆形、长卵形或长纺锤形,断面金黄色
B. 不规则的结节状,断面黄色,颗粒性
C. 长条形,表面黄棕色,环节密生黄棕色叶残基
D. 纺锤形,表面棕褐色,有环节,节上有棕色毛须
E. 类球形或椭圆形,断面黄白色,粉性,有细孔
113. 射干性状特征是
114. 泽泻形状特征是

(115~116 题共用备选答案)
A. 知母
B. 射干
C. 山药
D. 莪术
E. 郁金
115. 来源为鸢尾科植物的根茎的药材是
116. 来源为薯蓣科植物的根茎的药材是

(117~118 题共用备选答案)
A. 木栓层为数列细胞,其内侧常夹有断续的石细胞环,薄壁细胞中有菊糖和针晶
B. 根的中心为四原型初生木质部
C. 木栓层为数列细胞,其外侧有石细胞
D. 木栓层多列,皮层狭窄,其中散有根迹维管束,形成层波状,髓大
E. 中柱甚小,辐射性维管束,韧皮部束16~22个,位于木质部弧角处,髓小
117. 川芎药材横切面特征是
118. 麦冬药材横切面特征是

(119~120 题共用备选答案)
A. 蒸或沸水中烫至无白心,晒干
B. 直接晒干
C. 去皮,蒸或煮至透心,晒干
D. 立即清洗,除去粗皮,蒸透心,低温干燥
E. 去外皮及须根,熏硫后晒干
119. 山药的加工方法是
120. 天麻的加工方法是

(121~122 题共用备选答案)
A. 兰科
B. 姜科
C. 五加科
D. 毛茛科
E. 天南星科
121. 半夏药材原植物来源于
122. 天麻药材原植物来源于

(123~124 题共用备选答案)
A. 鸡血藤
B. 沉香
C. 降香
D. 大血藤
E. 钩藤
123. 挥发油中含白木香酸及白木香醛,有镇静作用,来源于瑞香科的药材是
124. 含鞣质及多种黄酮类成分,来源于豆科的药材是

(125~126 题共用备选答案)
A. 迎光检视有闪烁的小亮点
B. 内表面淡灰黄色有细纵纹,常见发亮的结晶
C. 内表面紫棕色或深紫褐色,划之显油痕;质地坚硬,断面富油性,有时可见细小发亮的结晶
D. 断面中间有一黄棕色线纹,内侧红棕色油润

E. 断面有多条黄棕色线纹

125. 厚朴药材的鉴别特征是

126. 肉桂药材的鉴别特征是

(127～128题共用备选答案)

A. 气微、味苦

B. 香气浓烈,味甜、辣

C. 气香,味辛辣、微苦

D. 有清香气,味微苦

E. 气微,味微甘

127. 药材厚朴的气味是

128. 药材肉桂的气味是

(129～130题共用备选答案)

A. 桑白皮

B. 黄柏

C. 白鲜皮

D. 秦皮

E. 地骨皮

129. 气微,味甚苦,嚼之有黏性,可使唾液染成黄色的药材是

130. 气微,味微甜而后苦的药材是

(131～132题共用备选答案)

A. 板片状

B. 单卷状

C. 筒状

D. 双卷筒状

E. 反曲状

131. 牡丹皮药材的形状多是

132. 关黄柏药材的形状多是

(133～134题共用备选答案)

A. 草酸钙簇晶及晶鞘纤维

B. 草酸钙簇晶及蓝色色素

C. 芥子酶分泌细胞

D. 针晶束及砂晶

E. 油细胞及方晶

133. 蓼大青叶药材粉末镜检可见

134. 番泻叶药材粉末镜检可见

(135～136题共用备选答案)

A. 桑叶

B. 蓼大青叶

C. 大青叶

D. 艾叶

E. 罗布麻叶

135. 叶柄呈翼状的药材是

136. 有托叶鞘的药材是

(137～138题共用备选答案)

A. 菊科

B. 豆科

C. 蔷薇科

D. 五加科

E. 十字花科

137. 番泻叶药材来源于

138. 枇杷叶药材来源于

(139～140题共用备选答案)

A. 以花朵完整,颜色鲜艳,气清香,少梗者为佳

B. 以花冠长,色红而鲜艳,无枝刺,质柔润,手握软如茸毛者为佳

C. 以粉细,质轻,色鲜黄,滑腻感强者为佳

D. 以花蕾大,肥壮,色紫红鲜艳,花梗短者为佳。木质老梗及开花者不可以药用

E. 以柱头色暗红,黄色花柱少者为佳

139. 红花的选材

140. 菊花的选材

(141～142题共用备选答案)

A. 香蒲科水烛香蒲等的花粉

B. 茄科白花曼陀罗的花蕾

C. 茄科白花曼陀罗的花

D. 木兰科望春花的花蕾

E. 香蒲科水烛香蒲的花
141. 蒲黄的来源是
142. 洋金花的来源是

(143 ~ 144 题共用备选答案)
A. 呈卵形或椭圆形,形似米粒
B. 呈长卵形,形似毛笔头
C. 略呈研棒状
D. 为黄色粉末
E. 呈线形,先端三分枝
143. 西红花药材的特征是
144. 蒲黄药材的特征是

(145 ~ 146 题共用备选答案)
A. 木瓜
B. 连翘
C. 山茱萸
D. 槟榔
E. 枳壳
145. 将变红的果实采收后,用文火烘或置沸水中略烫后,及时除去果核,干燥的药材是
146. 横切为两半,晒干或低温干燥的药材是

(147 ~ 148 题共用备选答案)
A. 挥发油,油中主要为桉油精
B. 皂苷、黄酮、有机酸
C. 环烯醚萜苷类成分
D. 挥发油、香豆素、黄酮类
E. 木脂素、挥发油、有机酸
147. 木瓜药材的主要化学成分是
148. 栀子药材的主要化学成分是

(149 ~ 150 题共用备选答案)
A. 枸杞子
B. 砂仁
C. 豆蔻
D. 五味子
E. 枳壳
149. 主产于广东的药材是
150. 主产于宁夏的药材是

(151 ~ 152 题共用备选答案)
A. 木兰科干燥成熟果实
B. 蔷薇科干燥近成熟果实
C. 蔷薇科干燥成熟果实
D. 豆科干燥成熟果实
E. 木兰科干燥成熟种子
151. 补骨脂药材是
152. 五味子药材是

(153 ~ 154 题共用备选答案)
A. 假种皮为长形薄壁细胞,内种皮为石细胞,石细胞腔内含草酸钙方晶
B. 假种皮为长形薄壁细胞,内种皮为石细胞,内含硅质块
C. 种子单细胞毛茸强烈木化
D. 壁内腺的腺体腔内有众多油滴
E. 具有错入组织。内胚乳为白色多角形厚壁细胞,壁孔大,略作念珠状
153. 砂仁药材的显微鉴别特征是
154. 槟榔药材的显微鉴别特征是

(155 ~ 156 题共用备选答案)
A. 木兰科干燥成熟果实
B. 蔷薇科干燥近成熟果实
C. 蔷薇科干燥成熟果实
D. 豆科干燥成熟果实
E. 木兰科干燥成熟种子
155. 乌梅药材来源于
156. 金樱子药材来源于

(157 ~ 158 题共用备选答案)
A. 桃仁
B. 枳壳
C. 巴豆
D. 补骨脂
E. 酸枣仁
157. 来源于大戟科植物的药材是

158. 来源于鼠李科植物的药材是

(159~160题共用备选答案)

A. 茎呈细长圆柱形,常盘绕成团,味淡
B. 茎呈长圆锥形,味微苦
C. 茎圆柱形,嚼之有黏性
D. 茎呈螺旋形或弹簧状,嚼之有黏性
E. 茎扁圆柱形,表面有深纵沟,味苦

159. 药材耳环石斛的特点是
160. 药材金钗石斛的特点是

(161~162题共用备选答案)

A. 药用部位为带叶的茎枝,气无,味淡微涩
B. 为三白草科植物的全草,味微涩
C. 为小檗科的地上部分,无臭,味微苦
D. 为蔷薇科植物龙芽菜的地上部分,气微,味淡
E. 为禾本科植物的茎叶,叶鞘开裂,叶脉平行,气微,味淡

161. 鱼腥草的来源及气味为
162. 淡竹叶的来源及气味为

(163~164题共用备选答案)

A. 肉苁蓉
B. 荆芥
C. 麻黄
D. 穿心莲
E. 蒲公英

163. 药用部位是全草的药材是
164. 药用部位是地上草质茎的药材是

(165~166题共用备选答案)

A. 叶肉组织中有间隙腺毛,薄壁细胞含草酸钙针晶
B. 含类圆形硅质块、草酸钙针晶及树脂道
C. 含钟乳体,气孔直轴式
D. 表皮密布丁字毛及腺毛,气孔不定式
E. 气孔不等式或不定式,叶肉中有分泌道

165. 广藿香药材粉末的显微特征是
166. 穿心莲药材粉末的显微特征是

(167~168题共用备选答案)

A. 裂片2,锐三角形,先端反曲
B. 裂片3,先端锐尖,不反曲
C. 裂片4,先端不反曲
D. 裂片4,锐三角形,先端反曲
E. 裂片5,锐三角形,先端反曲

167. 药用植物草麻黄膜质鳞叶的性状特征是
168. 药用植物中麻黄膜质鳞叶的性状特征是

(169~170题共用备选答案)

A. 堇菜科,含苷类和黄酮类
B. 茎方形,叶对生,叶片3~5羽状裂,穗状轮伞花序顶生
C. 爵床科,含钟乳体
D. 唇形科,叶肉薄壁细胞含有橙皮苷结晶
E. 唇形科,含间隙腺毛

169. 紫花地丁药材的特征是
170. 薄荷药材的特征是

(171~172题共用备选答案)

A. 广东、广西、云南
B. 陕西、山西
C. 四川、青海、西藏
D. 安徽、云南、湖北
E. 辽宁、吉林、黑龙江

171. 冬虫夏草药材主产于
172. 茯苓药材主产于

(173~174题共用备选答案)

A. 叶条形或细棒状,气囊纺锤形或球形,无刺状突起。固着器须根状
B. 叶圆形,全缘,气囊椭圆形。固着器盘状
C. 叶披针形,狭披针形或丝状,全缘或有锯齿,革质,有片状突起

D. 叶丝状,丛生,革质。固着器须根状
E. 叶倒卵形或披针形,气囊球形或卵球形,侧枝上有细小刺状突起。固着器盘状

173. 大叶海藻的性状特征是
174. 小叶海藻的性状特征是

(175 ~ 176 题共用备选答案)
A. 呈不规则块状或脂膏状,块状者质地似蜡,脂膏者黏稠。有蒜样特异臭气,味辛辣
B. 呈不规则小块,常黏结成团,表面橙黄色,有蜡样光泽。气芳香,味微辛,嚼之有沙粒感
C. 呈半流动的浓稠液体,棕黄色。极黏稠,挑起时呈胶状,连绵不断。气芳香,味苦辣,嚼之粘牙
D. 呈不规则颗粒状或结成团块,表面红棕色或黄棕色,气香而特异,味苦而微辛
E. 呈不规则颗粒状或结成团块,表面红棕色或黄棕色,气香而特异,味甘而微辛

175. 阿魏的性状特征是
176. 安息香的性状特征是

(177 ~ 178 题共用备选答案)
A. 爵床科
B. 豆科
C. 茜草科
D. 漆树科
E. 百合科

177. 五倍子寄主的原植物来源于
178. 芦荟药材原植物属于

(179 ~ 180 题共用备选答案)
A. 彩光
B. 吻鳞不切鼻孔
C. 方胜纹
D. 挂甲
E. 冒槽

179. 珍珠药材的鉴别特征是
180. 蛤蚧药材的鉴别特征是

(181 ~ 182 题共用备选答案)
A. 气腥,味淡
B. 气清香,味苦
C. 气特异而臭,刺激性强
D. 气腥,味微咸
E. 无臭,味微咸

181. 蛤蚧药材的气味是
182. 乌梢蛇药材的气味是

(183 ~ 184 题共用备选答案)
A. 沙囊内壁
B. 动物体某些部分的加工品
C. 卵鞘
D. 动物除去内脏的干燥体
E. 内壳

183. 桑螵蛸的药用部位是
184. 海螵蛸的药用部位是

(185 ~ 186 题共用备选答案)
A. 马头、蛇尾、瓦楞身
B. 白颈
C. 当门子
D. 挂甲
E. 方胜纹

185. 牛黄的鉴别特征是
186. 麝香的鉴别特征是

(187 ~ 188 题共用备选答案)
A. 无臭,无味
B. 微有特异臭气,火烧时有强烈蒜臭气
C. 无臭,味微涩
D. 无臭,味苦、咸
E. 无臭,味甘

187. 朱砂药材的气味是

188. 芒硝药材的气味是

(189~190题共用备选答案)
A. 广东
B. 安徽
C. 山东
D. 江西、四川、湖北等
E. 印尼
189. 阳春砂药材主产地是
190. 枳壳药材主产地是

(191~192题共用备选答案)
A. 郁金
B. 天麻
C. 白及
D. 麦冬
E. 红参
191. 呈不规则扁圆形,2~3个爪状分支的药材是
192. 呈长圆形或卵圆形,表面有不规则纵皱纹,断面内皮层环纹明显,气香的药材是

(193~194题共用备选答案)
A. 沉香
B. 大血藤
C. 降香
D. 苏木
E. 通草
193. 表面紫红色或红褐色,有致密的纹理,质硬,有油性的药材是
194. 切面有银白色光泽,髓部中空或有半透明的薄膜,体轻,质松软,有弹性的药材是

(195~196题共用备选答案)
A. 天南星科
B. 鸢尾科
C. 兰科
D. 姜科
E. 菊科
195. 白及来源于
196. 石菖蒲来源于

(197~198题共用备选答案)
A. 气强烈芳香,味苦辛
B. 气微香,味苦,嚼之粘牙
C. 气清香,味甜微辛,嚼之略带黏性
D. 有特殊香气,味微甜
E. 香气特异,味微甘、辛、苦
197. 党参的气味
198. 川木香的气味

(199~200题共用备选答案)
A. 蔷薇科
B. 五加科
C. 菊科
D. 水龙骨科
E. 十字花科
199. 石韦药材来源于
200. 艾叶药材来源于

参考答案

1. B	2. B	3. E	4. B	5. B	6. E	7. B	8. C	9. A	10. C
11. C	12. E	13. A	14. D	15. D	16. D	17. D	18. D	19. A	20. E
21. D	22. A	23. E	24. C	25. B	26. D	27. B	28. D	29. B	30. D
31. D	32. B	33. B	34. D	35. D	36. E	37. B	38. A	39. C	40. A
41. E	42. B	43. E	44. B	45. C	46. B	47. B	48. E	49. B	50. D

51. D	52. D	53. A	54. C	55. C	56. D	57. D	58. C	59. B	60. B
61. C	62. C	63. B	64. C	65. C	66. A	67. E	68. B	69. C	70. D
71. B	72. B	73. C	74. D	75. E	76. C	77. B	78. E	79. A	80. B
81. B	82. C	83. B	84. D	85. C	86. A	87. A	88. B	89. D	90. C
91. E	92. A	93. B	94. B	95. A	96. A	97. B	98. E	99. A	100. C
101. D	102. C	103. D	104. C	105. A	106. D	107. B	108. C	109. A	110. D
111. D	112. B	113. B	114. E	115. B	116. C	117. D	118. E	119. E	120. D
121. E	122. A	123. B	124. A	125. C	126. D	127. C	128. B	129. B	130. E
131. C	132. A	133. B	134. A	135. C	136. B	137. B	138. C	139. B	140. A
141. A	142. C	143. E	144. D	145. C	146. E	147. B	148. C	149. B	150. A
151. D	152. A	153. B	154. E	155. B	156. C	157. C	158. E	159. D	160. E
161. B	162. E	163. E	164. C	165. A	166. C	167. A	168. B	169. A	170. D
171. C	172. D	173. E	174. A	175. A	176. B	177. D	178. E	179. A	180. B
181. D	182. A	183. C	184. E	185. D	186. C	187. A	188. D	189. A	190. D
191. C	192. A	193. C	194. E	195. C	196. A	197. D	198. B	199. D	200. C

中药药剂学

一、A 型题（单句型最佳选择题）

答题说明：

以下每一道考题下面有 A、B、C、D、E 五个备选答案。请从中选择一个最佳答案。

1. 涂膜剂从分散系统分类属于
   A. 乳浊液型药剂
   B. 混悬液型药剂
   C. 真溶液型药剂
   D. 固体分散体
   E. 胶体溶液型药剂

2. 不属于黏膜给药的是
   A. 吸入气雾剂
   B. 栓剂
   C. 透皮贴膏
   D. 舌下片
   E. 滴鼻剂

3. 紫外线灭菌法杀菌力最强的波长为
   A. 220 ~ 230nm
   B. 240 ~ 250nm
   C. 254 ~ 257nm
   D. 258 ~ 265nm
   E. 365 ~ 370nm

4. 以下属于浸提液分离方法的是
   A. 微孔薄膜滤过
   B. 离心分离法
   C. 超滤膜滤过
   D. 水提醇沉法
   E. 大孔吸附树脂吸附法

5. 不能在万级操作区操作的是
   A. 注射用药的原料药的精制、烘干、分装
   B. 滴眼液的配液、滤过、灌封
   C. 需除菌滤过但不能在最后容器中灭菌的无菌制剂的配液
   D. 能在最后容器中灭菌的大体积注射用药品的配液及小体积注射用药品的配液、滤过、灌封
   E. 不能在最后容器中灭菌的无菌制剂的配液与灌封

6. 提取药材中的香豆素、内酯等成分，采取的乙醇浓度一般为
   A. 10% ~ 20%
   B. 20% ~ 30%
   C. 40% ~ 50%
   D. 50% ~ 70%
   E. 70% ~ 90%

7. 一般不采用其气体或产生的蒸气达到灭菌目的的是
   A. 甲醛
   B. 丙二醇
   C. 乳酸
   D. 环氧乙烷
   E. 乙醇

8. 穿透力极强,可用于密封和整箱已包装的物品灭菌的是
A. 热压灭菌法
B. 干热空气灭菌法
C. 紫外灭菌法
D. 辐射灭菌法
E. 环氧乙烷灭菌法

9. 仅适用于空气和物品表面灭菌的方法是
A. 辐射灭菌法
B. 紫外线灭菌
C. 75%乙醇灭菌
D. 苯酚溶液灭菌
E. 干热空气灭菌

10. 苯甲酸和苯甲酸钠最适防腐条件为
A. pH4 以下
B. pH6 以下
C. pH7 以下
D. pH8 以下
E. pH10 以下

11. 下列可用于已包装好的物品的灭菌方法是
A. 火焰灭菌法
B. 干热空气灭菌法
C. 紫外线灭菌法
D. 辐射灭菌法
E. 气体灭菌法

12. 利用重力、离心力使药液形成薄膜或使药液剧烈沸腾产生大量泡沫而进行蒸发的浓缩方法为
A. 减压蒸发
B. 加压蒸发
C. 薄膜蒸发
D. 常压蒸发
E. 多效蒸发

13. 樟脑、冰片宜采取的粉碎方法为
A. 混合粉碎
B. 水飞法
C. 超微粉碎
D. 加液研磨粉碎
E. 低温粉碎

14. 属于低共熔混合物的是
A. 薄荷油与淀粉
B. 硫酸阿托品与乳糖
C. 流浸膏与滑石粉
D. 薄荷脑与樟脑
E. 薄荷脑与滑石粉

15. 不宜制成散剂的药物是
A. 易吸潮变质的药物
B. 毒性药物
C. 颜色较深的药物
D. 低共熔组分的药物
E. 药物的浸膏

16. 属于加压滤过法的是
A. 布氏漏斗
B. 砂滤棒
C. 板框压滤机
D. 蝶式离心机
E. 搪瓷漏斗

17. 利用于热空气使湿颗粒呈悬浮状态而进行干燥的技术是
A. 喷雾干燥
B. 沸腾干燥
C. 鼓式干燥
D. 微波干燥
E. 红外线干燥

18. 属于分子分离滤过、可用于提取液精制纯化、酶类药物溶液浓缩的是
A. 微孔薄膜滤器
B. 超滤膜滤器

C. 砂滤棒
D. 垂熔玻璃滤器
E. 板框压滤机

19. 适于热敏性物料干燥的方法不包括
A. 鼓式干燥
B. 减压干燥
C. 喷雾干燥
D. 冷冻干燥
E. 红外干燥

20. 关于超临界流体提取法论述正确的是
A. 超临界流体黏度高,扩散性低
B. 超临界流体密度低
C. 常使用的是超临界 H_2O 流体
D. 适用于水溶性成分的提取
E. 适用于热敏性成分的提取

21. 提取生物碱、苷类等成分,宜选用的乙醇浓度一般是
A. 90%以上
B. 70%~90%
C. 50%~70%
D. 40%~50%
E. 20%~30%

22. 又称为流化床干燥技术的是
A. 真空干燥
B. 冷冻干燥
C. 沸腾干燥
D. 微波干燥
E. 红外干燥

23. 浸提过程中,扩散的推动力是
A. pH 梯度
B. 浓度梯度
C. 温度梯度
D. 压力差
E. 密度差

24. 需要加入防腐剂的是
A. 糖浆剂
B. 煎膏剂
C. 茶剂
D. 酊剂
E. 酒剂

25. 流浸膏的浓度为
A. 每1ml相当于原药材1g
B. 每1g相当于原药材1g
C. 每1ml相当于原药材2~5g
D. 每1g相当于原药材2~5g
E. 每5g相当于原药材2~5g

26. 关于茶剂说法错误的是
A. 茶剂为供内服或外用的液体制剂
B. 茶剂分为块状茶、袋装茶与煎煮茶
C. 茶剂多用于治疗食积、感冒咳嗽
D. 茶剂可用于保健
E. 茶剂是在中药煮散基础上发展起来的

27. 需要做水分含量检查的剂型是
A. 合剂
B. 糖浆剂
C. 煎膏剂
D. 茶剂
E. 酒剂

28. 凡能显著降低两相间界面张力的物质,称为
A. 助悬剂
B. 表面活性剂
C. 增塑剂
D. 助溶剂
E. 抗氧剂

29. 正确论述了混悬性液体药剂的是
A. 混悬性液体药剂属于动力学稳定体系
B. 混悬性液体药剂属于热力学稳定体系

C. 混悬性液体药剂也包括难溶性药物与适宜辅料制成粉末状物或粒状物，临用时加水振摇分散成液体的药剂
D. 毒性小的药物不宜制成混悬液，但剂量小的药物可以
E. 混悬液的制备方法有机械法和溶解法

30. 乳剂中液滴聚集、乳化膜破裂、液滴合并，并与分散介质分离成不相混溶的两层液体的现象称为
A. 分层
B. 絮凝
C. 转相
D. 破裂
E. 酸败

31. 起昙现象是
A. 所有表面活性剂的一种特性
B. 非离子型表面活性剂的一种特性
C. 某些含聚氧乙烯基的非离子型表面活性剂的一种特性
D. 阴离子型表面活性剂的特性
E. 两性离子型表面活性剂的特性

32. 表面活性剂达到增溶时的 HLB 值一般为
A. 0 ~ 3
B. 3 ~ 8
C. 8 ~ 10
D. 10 ~ 15
E. 15 ~ 18

33. 采用干胶法制备乳剂时，在初乳中植物油、水、胶的比例通常为
A. 1 : 1 : 1
B. 2 : 2 : 1
C. 3 : 2 : 1
D. 4 : 2 : 1
E. 5 : 2 : 1

34. 适合用作 W/O 型乳化剂的 HLB 值为
A. 15 ~ 18
B. 10 ~ 15
C. 8 ~ 10
D. 3 ~ 8
E. 0 ~ 3

35. 混悬型液体药剂中应用枸橼酸盐、酒石酸盐可以
A. 润湿
B. 乳化
C. 絮凝与反絮凝
D. 分散
E. 助悬

36. 卵磷脂属于
A. 阴离子表面活性剂
B. 阳离子表面活性剂
C. 非离子表面活性剂
D. 两性离子表面活性剂
E. 三性离子表面活性剂

37. 有关热原检查法叙述不正确的是
A. 可采用家兔致热法
B. 可采用鲎试验法
C. 鲎试验法灵敏，简单，快速，但不能完全取代家兔法
D. 鲎试验法属于体内方法
E. 放射性药剂、肿瘤抑制剂不宜用家兔法检测热原

38. 配制 10000ml 某注射液，需加多少氯化钠才能调成等渗（该注射液的冰点下降度为 0.05℃）
A. 100g
B. 90g
C. 87g
D. 80g
E. 81g

39. 焦亚硫酸钠在注射剂中可作为
A. pH 调节剂
B. 抗氧剂
C. 增溶剂
D. 减轻疼痛的附加剂
E. 渗透压调节剂

40. 采用蒸馏法制备注射用水是利用热原的
A. 水溶性
B. 耐热性
C. 滤过性
D. 不挥发性
E. 被吸附性

41. 聚乙烯醇在滴眼液中的作用主要为
A. pH 调节剂
B. 金属螯合剂
C. 黏度调节剂
D. 抗氧剂
E. 渗透压调节剂

42. 将药材、植物油与铅丹炼制成的膏料摊涂于裱褙材料上制成的供皮肤贴敷的外用制剂是
A. 橡胶膏剂
B. 黑膏药
C. 涂膜剂
D. 凝胶膏剂
E. 巴布膏剂

43. 羊毛脂作为油脂性软膏基质,其优点不包括
A. 熔点适宜
B. 吸水性好
C. 无刺激性
D. 润滑作用差
E. 稳定性好

44. 涂膜剂的成膜材料不包括
A. 聚乙烯醇
B. 聚乙烯吡咯烷酮
C. 聚乙烯醇缩甲乙醛
D. 聚乙烯醇缩丁醛
E. 聚乙烯

45. 红丹是黑膏药制备的重要原料,其主要成分为
A. 三氧化铁
B. 四氧化三铅
C. 硫酸亚铁
D. 硫酸铜
E. 硅酸盐

46. 制备黑膏药的工艺流程正确的是
A. 炼油→药料提取→去“火毒”→下丹成膏→摊涂
B. 炼油→药料提取→下丹成膏→去“火毒”→摊涂
C. 药料提取→炼油→下丹成膏→去“火毒”→摊涂
D. 药料提取→下丹成膏→炼油→摊涂→去“火毒”
E. 药料提取→去“火毒”→炼油→下丹成膏→摊涂

47. 外用膏剂中药物透皮吸收过程包括
A. 浸润、渗透
B. 释放、穿透、吸收
C. 渗透、扩散
D. 解吸、溶解、扩散
E. 浸润、渗透、解吸、溶解、扩散

48. 下列哪个不能单独作为栓剂的基质
A. 甘油明胶
B. 明胶
C. 半合成山苍子油脂
D. 聚乙二醇
E. 可可豆脂

49. 热熔法制备栓剂时,若采用油脂性基质,则常用的润滑剂是
A. 肥皂:甘油(1:1)
B. 肥皂:甘油:90%乙醇(1:1:5)
C. 肥皂:水(1:1)
D. 液体石蜡
E. 甘油

50. 药物的重量与同体积基质重量之比称为
A. 热原
B. 亲水亲油平衡值
C. 昙点
D. 等渗
E. 置换价

51. 错误叙述栓剂的是
A. 可起局部作用
B. 可起全身作用
C. 是半固体制剂
D. 可避免药物对胃黏膜的刺激
E. 栓剂中可加入表面活性剂

52. 常作阴道栓的基质,但不适用于鞣酸与蛋白质有配伍禁忌的药物
A. 甘油明胶
B. 香果脂
C. 半合成山苍子油脂
D. 聚乙二醇
E. 可可豆脂

53. 二氧化钛在软胶囊囊材中的作用是
A. 黏合
B. 增塑
C. 增加胶的凝结力
D. 遮光剂
E. 防腐

54. 下列正确论述了硬胶囊的是
A. 胶囊剂的规格为数字越大,容积越大
B. 囊材中含有明胶、甘油、二氧化钛、食用色素等
C. 充填的药物一定是颗粒
D. 充填好的硬胶囊不用除粉或打光
E. 硬胶囊充填时不必考虑药料性质

55. 剂量较大的药物制成胶囊剂时,正确的做法是
A. 将药物直接粉碎成细粉,混匀后填充
B. 将药物全部提取制成稠膏或干浸膏,干燥,研细,过筛,混匀后填充
C. 药物可部分或全部提取制成稠膏或干浸膏,再将剩余的药物细粉与之混合,干燥,研细,过筛,混匀后填充
D. 将药物直接粉碎成细粉加乙醇制成颗粒后填充
E. 将药物全部提取制成稠膏,加适量辅料制成颗粒后填充

56. 相对于散剂、颗粒剂,胶囊剂的特殊检查为
A. 水分
B. 装量差异
C. 卫生学
D. 外观性状
E. 崩解时限

57. 软胶囊的崩解时限为
A. 30 分钟
B. 45 分钟
C. 60 分钟
D. 90 分钟
E. 120 分钟

58. 富含纤维的药粉制备蜜丸时,需选用的赋形剂为
A. 嫩蜜
B. 炼蜜
C. 老蜜
D. 米糊

E. 蜂蜡

59. 蜜丸制备中,一般药粉与炼蜜的比例是
A. 1∶1～1∶1.5
B. 1∶2～1∶3
C. 1∶3～1∶4
D. 1∶0.5～1∶1
E. 1∶4～1∶5

60. 以下滴丸基质中,可以采用水作冷凝剂的是
A. 甘油明胶
B. 聚乙二醇4000
C. 聚乙二醇6000
D. 硬脂酸
E. 硬脂酸钠

61. 滴丸制备的工艺流程为
A. 熔融基质→滴制→冷凝→洗涤→干燥
B. 熔融基质→加入药物→干燥→冷凝→洗涤→滴制
C. 熔融基质→加入药物→滴制→冷凝→洗涤→干燥
D. 熔融基质→加入药物→冷凝→滴制→洗涤→干燥
E. 药物熔融→加入基质→滴制→冷凝→洗涤→干燥

62. 蜜丸的制备工艺流程为
A. 原料准备→制丸块→制丸条→分粒→搓圆→干燥→整丸→包装
B. 原料准备→制丸条→分粒→搓圆→干燥→整丸→包装
C. 原料准备→制丸条→制丸块→分粒→搓圆→干燥→整丸→包装
D. 原料准备→制丸块→制丸条→分粒→干燥→整丸→包装
E. 原料准备→制丸块→制丸条→搓圆→分粒→干燥→包装

63. 下述丸剂包衣材料中不属于药物衣的是
A. 黄柏衣
B. 滑石衣
C. 青黛衣
D. 明胶衣
E. 朱砂衣

64. 塑制法制备蜜丸,丸条的要求不包括
A. 粗细均匀一致
B. 表面光滑
C. 内部充实
D. 长短一致
E. 内部无空隙

65. 含毒性或刺激性强的药物,一般制成
A. 水丸
B. 蜜丸
C. 糊丸
D. 滴丸
E. 浓缩水蜜丸

66. 整粒时,为筛除大颗粒应选用药筛的规格是
A. 10～12 目
B. 12～14 目
C. 14～16 目
D. 16～18 目
E. 20 目

67. 为了便于制颗粒、减少药物的挥发,将挥发油等液体药物粉末化可选用的方法是
A. 淀粉吸收法
B. 糖粉分散法
C. 糊精吸收法
D. 乳糖稀释法
E. β－环糊精包合法

68. 颗粒剂对于粒度的要求为:不能通过一号筛与能通过五号筛的总和不得超过供试量的

A. 5%
B. 10%
C. 15%
D. 20%
E. 25%

69. 颗粒剂的优点不包括
A. 吸收较快、作用迅速
B. 制备工艺适于工业生产,产品质量较稳定
C. 剂量较小,携带、贮藏、运输较方便
D. 可达到缓释的目的
E. 具有良好的吸湿性,易吸水结块

70. 片剂压片常用的黏合剂是
A. 乳糖
B. 淀粉
C. 淀粉浆
D. 氧化镁
E. 微粉硅胶

71. 可作为片剂润滑剂的是
A. 聚乙二醇 6000
B. 乳糖
C. 糊精
D. 改良淀粉
E. 羟丙基甲基纤维素

72. 口含片、咀嚼片的稀释剂最好选择
A. 淀粉
B. 糊精
C. 可压性淀粉
D. 磷酸氢钙
E. 糖粉

73. 关于中药片剂湿法制粒压片工艺流程叙述正确的是
A. 药材提取→加辅料混合制软材→制颗粒→干燥→整粒→加润滑剂压片→(包衣)→质量检查→包装
B. 药材提取→加辅料混合制软材→干燥→粉碎成颗粒→整粒→加润滑剂压片→(包衣)→质量检查→包装
C. 药材提取→加辅料混合制软材→制颗粒→整粒→干燥→加润滑剂压片→(包衣)→质量检查→包装
D. 药材提取→加辅料混合制软材→制颗粒→加润滑剂→整粒→干燥压片→(包衣)→质量检查→包装
E. 药材提取→加辅料混合制软材→加润滑剂→制颗粒→整粒→干燥压片→(包衣)→质量检查→包装

74. 片剂包糖衣的正确工序是
A. 包隔离层→粉衣层→糖衣层→有色糖衣层→打光
B. 包隔离层→糖衣层→粉衣层→有色糖衣层→打光
C. 包粉衣层→隔离层→糖衣层→有色糖衣层→打光
D. 包隔离层→糖衣层→有色糖衣层→粉衣层→打光
E. 包糖衣层→有色糖衣层→隔离层→粉衣层→打光

75. 乙醇作为片剂润湿剂时常用浓度是
A. 20% 以下
B. 30% ~50%
C. 50% ~80%
D. 30% ~70%
E. 60% ~80%

76. 不属于直接压片辅料的是
A. 微晶纤维素
B. 淀粉
C. 聚乙二醇 4000
D. 聚维酮
E. 喷雾干燥乳糖

77. 用枸橼酸和 $NaHCO_3$ 作片剂崩解剂的作用机理主要是
A. 膨胀作用
B. 湿润作用
C. 湿润作用
D. 产气作用
E. 毛细管作用

78. 片剂中如果含少量挥发油,正确的加入方法为
A. 制粒前加入
B. 混合药粉时中加入
C. 混入黏合剂或湿润剂中加入
D. 加入从已干燥并混匀的颗粒中筛出的部分细粉中,再与其他颗粒混匀
E. 在包衣之前喷雾到压制好的素片上

79. 关于制颗粒说法错误的是
A. 增加物料的流动性,减小片重差异
B. 增大物料的体积
C. 减少压片中粉末飞扬
D. 防止粉末的分层
E. 减少细粉的吸附和容存的空气,防止松片

80. 纤维性强、弹性大以及质地疏松的中药制片时选用的黏合剂最好是
A. 淀粉浆
B. 水
C. 糖浆
D. 糊精浆
E. 不同浓度的乙醇

81. 利用天然或合成的高分子材料将固体或液体药物包裹而成的微小胶囊称
A. 微囊
B. 微丸
C. 微球
D. 纳米粒
E. 纳米球

82. 用凝聚法制备微囊时要应用到甲醛,甲醛的作用为
A. 起泡
B. 固化
C. 助悬
D. 收敛
E. 助溶

83. 属于固体分散体的水不溶性载体材料的是
A. 聚乙烯吡咯烷酮
B. 羟丙基甲基纤维肽酸酯
C. 聚乙二醇4000
D. 乙基纤维素
E. 半乳糖

84. 药剂稳定性加速试验是根据
A. 酶促原理
B. 增容原理
C. 相似相容原理
D. 道尔顿定律
E. 化学动力学原理

85. 延缓药物水解的方法不包括
A. 调节溶液适宜的 pH
B. 降低温度
C. 加入有机溶剂
D. 控制微量金属离子
E. 制成干燥固体制剂

86. 药品的长期稳定性试验至少需要观察
A. 3 个月
B. 6 个月
C. 12 个月
D. 18 个月
E. 24 个月

87. 药物的有效期是

A. 药物含量降低10%所需的时间
B. 药物含量降低一半所需的时间
C. 药物失效的时间
D. 药物开始变质的时间
E. 药物药效降低10%所需要的时间

88. 根据药典、药品标准或其他规定的处方，将原料药物加工制成具有一定规格，可直接用于临床的药品，称为
A. 中成药
B. 新药
C. 制剂
D. 药品
E. 剂型

89. 下列对滤过除菌法论述错误的是
A. 利用细菌不能通过致密具孔滤材的原理以除去气体或液体中微生物
B. 通常用于热不稳定的药品溶液
C. 一般过滤器孔径在0.45μm，可以有效地阻挡微生物及芽孢
D. 本法需要配合无菌操作技术
E. 在滤除细菌的同时可以除去一些微粒杂质

90. 下列不属于物理灭菌法的是
A. 辐射灭菌法
B. 微波灭菌法
C. 紫外线灭菌法
D. 热压灭菌法
E. 环氧乙烷灭菌法

91. 适用于已包装好的药品灭菌
A. 干热空气法
B. 热压灭菌法
C. 紫外线灭菌法
D. 微波灭菌法
E. 辐射灭菌法

92. 关于无菌操作法的叙述不正确的是
A. 大量无菌制剂的生产应在层流洁净室中进行
B. 小量无菌制剂的制备应在层流洁净台中进行
C. 用蒸气熏蒸法和紫外线灭菌法对空气环境进行灭菌
D. 室内用具、墙体、台面等暴露面用消毒剂喷、擦消毒
E. 配制器具应采用辐射灭菌法消毒

93. 适合乳香、没药的粉碎方法是
A. 打底套色
B. 加液研磨
C. 串料
D. 串油
E. 蒸罐

94. 下列不能采用水飞法粉碎的是
A. 滑石粉
B. 珍珠
C. 硼砂
D. 炉甘石
E. 朱砂

95. 关于散剂叙述不正确的是
A. 散剂应为干燥、疏松的粉末
B. 液体药物不能制成散剂
C. 眼用散应为极细粉，并要求无菌
D. 单味化学毒剧药应制成倍散
E. 儿科及外用散应为最细粉

96. 药材浸提过程中渗透和扩散的推动力为
A. 被动扩散
B. 浓度差
C. 主动转运
D. 胞饮
E. 温度差

97. 主要用于蛋白质分离纯化的方法是
A. 盐析法
B. 醇提水沉法
C. 回流法
D. 渗漉法
E. 水提醇沉法

98. 一般需要将流出液进行重蒸馏或加盐重蒸馏的提取方法为
A. 回流法
B. 水蒸气蒸馏法
C. 渗漉法
D. 煎煮法
E. 煎煮法

99. 需要做含甲醇量测定的制剂是
A. 煎膏剂
B. 酒剂
C. 浸膏剂
D. 中药合剂
E. 糖浆剂

100. 剂型属于液体状的是
A. 煎膏剂
B. 茶剂
C. 稠膏剂
D. 干膏剂
E. 流浸膏剂

101. 制备乳剂时必须加入
A. 弱酸
B. 润滑剂
C. 表面活性剂
D. 助悬剂
E. 湿润剂

102. 关于使用增溶剂增加药物溶解度方法叙述错误的是
A. 增溶是指在表面活性剂的作用下使难溶性药物在水中形成溶液、混悬液或乳剂的过程
B. 增溶是表面活性剂形成胶束，药物进入胶束的不同部位而使其溶解度增大
C. 增溶剂的用量至少在CMC以上时才能发挥增溶作用
D. 增溶剂的性质、用量与使用方法会影响增溶效果
E. 增溶剂的HLB值最适合范围是15～18

103. 一些难溶于水的药物由于第二种物质的加入使其在水中溶解度增加的现象为
A. 润湿
B. 乳化
C. 分散
D. 助溶
E. 助悬

104. 临界胶束浓度是
A. 溶液的特性
B. 胶体溶液的特性
C. 表面活性剂的一个特性
D. 高分子溶液的特性
E. 亲水胶的特性

105. 亲水亲油平衡值的简称为
A. BA
B. PVA
C. AUC
D. HLB
E. CMC

106. 乳剂放置后，有时出现乳滴逐渐聚集在上层或下层的现象称为
A. 破裂
B. 转相
C. 分层
D. 絮凝

E. 乳剂败坏

107. 下列关于注射剂质量要求的论述错误的是
A. 溶液型注射剂应澄明
B. 静脉输液应尽可能与血液等渗
C. 用于配制注射液前的半成品,不需要检查重金属和有害元素,在成品中检查
D. 乳浊液型注射剂不能用于椎管注射
E. 静脉推注用乳液型注射液分散相球粒的粒度不得大于 5μm

108. 供静脉用的注射液不得添加
A. 乳化剂
B. 抑菌剂
C. 渗透压调节剂
D. pH 调节剂
E. 抗氧剂

109. 注射剂配制时用活性炭去除热原是利用热原的
A. 水溶性
B. 耐热性
C. 滤过性
D. 不挥发性
E. 被吸附性

110. 输液剂的灭菌多采用
A. 热压灭菌
B. 紫外线灭菌
C. 干热灭菌
D. 微波灭菌
E. 煮沸灭菌

111. 大量注入体内后,容易导致溶血的是
A. 等渗注射液
B. 低渗注射液
C. 高渗注射液
D. 等张注射液
E. 既是等渗又是等张的注射液

112. 眼用溶液中的附加剂不包括
A. 调整 pH 的附加剂
B. 调整渗透压的附加剂
C. 助悬剂
D. 调整黏度附加剂
E. 着色剂

113. 下列水合作用最强的软膏基质是
A. 油脂性基质
B. W/O 型乳剂基质
C. O/W 型乳剂基质
D. 水溶性基质
E. 胶体型基质

114. 下列错误论述眼膏剂的是
A. 应均匀、细腻
B. 在洁净、无菌条件下制备
C. 易涂布于眼部,便于药物分散和吸收
D. 对眼部无刺激性,无微生物污染
E. 不溶性药材应用适宜的方法制成细粉

115. 在水中浸泡以减轻刺激性的黑膏药制备过程为
A. 药材提取
B. 炼油
C. 下丹成膏
D. 去“火毒”
E. 摊涂

116. 凡士林、羊毛脂在橡胶膏剂中的作用为
A. 乳化剂
B. 增黏剂
C. 填充剂
D. 软化剂
E. 润滑剂

117. 栓剂中的不溶性药物一般应粉碎成细粉过

A. 二号筛
B. 三号筛
C. 四号筛
D. 五号筛
E. 六号筛

118. 在软膏、滴丸、栓剂中都经常作为基质的是
A. 聚乙二醇
B. 液状石蜡
C. 凡士林
D. 可可豆脂
E. 羊毛脂

119. 可可豆脂具有
A. 乳化能力
B. 同质多晶性
C. 吸附性能
D. 高溶解性能
E. 强的可塑性

120. 制备空胶囊壳时一般要加琼脂,琼脂的作用为
A. 增塑
B. 芳香矫味
C. 着色
D. 增加胶液的胶冻力
E. 防腐

121. 软胶囊可以采取的制备方法为
A. 压制法
B. 填充法
C. 研合法
D. 模压法
E. 乳化法

122. 硬胶囊剂的崩解时限是
A. 60 分钟
B. 15 分钟
C. 120 分钟
D. 90 分钟
E. 30 分钟

二、B 型题(标准配伍题)

答题说明:

以下提供若干组考题,每组考题共用在考题前列出的 A、B、C、D、E 五个备选答案。请从中选择一个与问题关系最密切的答案。某个备选答案可能被选择一次、多次或不被选择。

(123~124 题共用备选答案)
A. 紫外线灭菌法
B. 火焰灭菌法
C. 干热空气灭菌法
D. 环氧乙烷灭菌法
E. 煮沸灭菌法

123. 适用于玻璃器皿、油性辅料灭菌的方法是
124. 适用于 1~2ml、含有抑菌剂的注射液灭菌的方法是

(125~126 题共用备选答案)
A. 紫外线灭菌法
B. 辐射灭菌法
C. 气体灭菌法
D. 加热灭菌法
E. 流通蒸气灭菌法

125. 灭菌时物品温度变化小,尤其适用于已包装药品的灭菌
126. 利用能形成气体或产生蒸气的化学药品灭菌

(127~128 题共用备选答案)
A. 阴离子表面活性剂
B. 阳离子表面活性剂
C. 非离子表面活性剂
D. 两性离子表面活性剂
E. 三性离子表面活性剂

127. 平平加 O 属于
128. 棕榈山梨坦属于

（129～130 题共用备选答案）
A. 加液研磨法
B. 水飞法
C. 超微粉碎
D. 低温粉碎
E. 干法粉碎
129. 将药材晒干、阴干或烘干后再粉碎的方法是
130. 将物料与干冰或液化氮气混合再进行粉碎的方法是

（131～132 题共用备选答案）
A. 含毒性药物的散剂
B. 眼用散剂
C. 含液体药物的散剂
D. 含低共熔混合物的散剂
E. 含化学药品的散剂
131. 硫酸阿托品散属于
132. 处方中含有薄荷脑与樟脑、冰片的散剂属于

（133～134 题共用备选答案）
A. 套色混合法
B. 循环混合法
C. 等量递加法
D. 打底套色法
E. 倍增混合法
133. 将量少、色深的药物先放入研磨中研匀，再将量多、色浅的药粉分次加入研匀的操作是
134. 先将量小的组分与等量的量大组分混匀，再加入与混合物等量的量大组分并混匀的操作是

（135～136 题共用备选答案）
A. 真空干燥
B. 冷冻干燥
C. 喷雾干燥
D. 鼓式干燥
E. 沸腾干燥
135. 干燥品呈薄片状，可连续生产，适用于中药浸膏的干燥和膜剂的制备
136. 适用于湿粒性物料干燥，干燥时成沸腾状

（137～138 题共用备选答案）
A. 合剂
B. 酊剂
C. 茶剂
D. 流浸膏剂
E. 糖浆剂
137. 可以采用热熔法、冷溶法、混合法制备的是
138. 可以袋泡或煎煮，多应用于治疗食积停滞、感冒咳嗽等症的是

（139～140 题共用备选答案）
A. 浸膏剂
B. 煎膏剂
C. 糖浆剂
D. 合剂
E. 流浸膏剂
139. 将饮片提取液蒸去部分溶剂，调整浓度至每 1ml 相当于原饮片 1g 的是
140. 需要防止“返砂”现象产生的是

（141～142 题共用备选答案）
A. 15～18
B. 13～16
C. 8～16
D. 7～9
E. 3～8
141. 增溶剂的 HLB 值
142. O/W 型乳化剂的 HLB 值

（143～144 题共用备选答案）
A. 酸败

B. 破裂
C. 分层
D. 转相
E. 絮凝

143. 乳剂受外界因素作用,使体系中油或乳化剂发生变质的现象

144. 乳滴聚集成团但保持乳滴的完整分散体而不呈现合并的现象

(145~146题共用备选答案)
A. 干胶法
B. 湿胶法
C. 新生皂法
D. 两相交替加入法
E. 机械法

145. 石灰水与花生油组成的石灰擦剂的制备方法为

146. 先将乳化剂加入到水中,再将油加入,用力搅拌使成初乳,加水稀释至全量,混匀的制备方法

(147~148题共用备选答案)
A. 潜溶剂
B. 助悬剂
C. 防腐剂
D. 助溶剂
E. 增溶剂

147. 能增加分散介质的黏度,从而降低微粒的沉降速度,同时能被药物微粒表面吸附形成机械性或电性保护膜,防止微粒间互相聚集或产生晶型转变,从而增加其稳定性。起这种作用的为

148. 溶质在混合溶剂中的溶解度要比在各单一溶剂中的溶解度大,具有这一性质的混合溶剂称为

(149~150题共用备选答案)
A. 溶液剂
B. 溶胶
C. 混悬液
D. 乳浊液
E. 高分子溶液

149. 为非均相液体制剂,毒性药物或小剂量药物不宜采用

150. 热力学不稳定体系,容易产生分层、絮凝、破裂等现象

(151~152题共用备选答案)
A. 干胶法
B. 湿胶法
C. 新生皂法
D. 两相交替加入法
E. 机械法

151. 将油相、水相、乳化剂混合后应用乳化机械所提供的强大乳化能而制成乳剂的制备方法

152. 将水相加至含乳化剂的油相中,用力研磨使成初乳,再稀释至全量,混匀的制备方法

(153~154题共用备选答案)
A. 注射剂
B. 输液剂
C. 眼用溶液剂
D. 注射用无菌粉末
E. 乳浊液型注射剂

153. 常用甲基纤维素、聚乙二醇等黏度调节剂的是

154. 用于补充营养、调节体液酸碱平衡的是

(155~156题共用备选答案)
A. 亚硫酸钠
B. 胆汁
C. 氯化钠
D. 碳酸氢钠
E. 三氯叔丁醇

155. 注射剂中用于调节pH

156. 注射剂中作为抑菌剂和减轻疼痛的附加

剂

（157～158 题共用备选答案）

A. 静脉注射

B. 脊椎腔注射

C. 肌内注射

D. 皮内注射

E. 皮下注射液

157. 混悬型的药液、药物的油溶液可用于

158. 注射于真皮与肌肉之间，一般注射量为 1～2ml 的称为

（159～160 题共用备选答案）

A. 抗氧剂

B. 抑菌剂

C. 增溶剂

D. 金属离子络合剂

E. 乳化剂

159. 珍珠明目滴眼液中，对羟基苯甲酸乙酯的作用

160. 正清风痛宁注射液中，亚硫酸氢钠的作用

（161～162 题共用备选答案）

A. 聚乙二醇

B. 硅酮

C. 凡士林

D. 卡波姆

E. 石蜡

161. 吸湿性好，药物释放和渗透较快，与苯甲酸、鞣酸等混合时可使基质过度软化

162. 油腻性大而吸水性差，具有适宜的稠度和涂展性

（163～164 题共用备选答案）

A. 冷压法

B. 热压或溶剂法

C. 乳化法

D. 压制法

E. 凝聚法

163. 软膏剂的制备方法为

164. 软胶囊的制备方法为

（165～166 题共用备选答案）

A. 药物溶解或分散于成膜材料中，经加工制成的薄膜状分剂量剂型

B. 药材经适宜方法提取或溶解后，与成膜材料制成的，供外用涂抹，能形成薄膜的黏稠液体涂剂

C. 药物与橡胶等基质混合后涂布于裱褙材料上的外用制剂

D. 药物与适宜的亲水性基质及辅料混匀后，涂布于裱褙材料上制成的外用贴膏剂

E. 药材提取物与适宜的基质制成的巨凝胶特性的半固体或稠厚液体的制剂

165. 巴布剂

166. 涂膜剂

（167～168 题共用备选答案）

A. 可可豆脂

B. 液状石蜡

C. 羊毛脂

D. 甘油

E. 凡士林

167. 可作为软膏的基质，且吸水性较大的是

168. 可作为栓剂基质的是

（169～170 题共用备选答案）

A. 聚乙二醇

B. 甘油明胶

C. 可可豆脂

D. 半合成脂肪酸酯类

E. 石蜡

169. 在栓剂制备和贮藏过程中，能发生晶型转变，使熔点增高，融变时间延长

170. 对直肠有刺激性。遇体温不熔化，能缓缓溶于直肠体液中

(171~172题共用备选答案)

A. 聚乙二醇

B. 甘油明胶

C. 可可豆脂

D. 半合成脂肪酸酯类

E. 石蜡

171. 常用作阴道栓的基质,但不适用于鞣酸等与蛋白质有配伍禁忌的药物

172. 制备时应缓缓升温加热熔化至2/3时,停止加热,让余热使其全部熔化

(173~174题共用备选答案)

A. 0.95ml

B. 0.67ml

C. 0.48ml

D. 0.37ml

E. 0.20ml

173. 0号胶囊的容积是

174. 4号胶囊的容积是

(175~176题共用备选答案)

A. 散剂

B. 颗粒剂

C. 硬胶囊

D. 软胶囊

E. 肠溶胶囊

175. 采用压制法或滴制法制备

176. 将一定量的药材细粉或药材提取物加适宜辅料制成均匀的粉末或颗粒,充填于空胶囊中制成的药剂

(177~178题共用备选答案)

A. 崩解时限

B. 融变时限

C. 溶散时限

D. 相对密度

E. 黏稠度

177. 属于硬胶囊剂特殊检查的项目为

178. 属于煎膏剂检查的项目为

(179~180题共用备选答案)

A. 水分

B. 溶化性

C. 均匀度

D. 外观性状

E. 崩解时限

179. 软胶囊剂需要进行的特殊检查为

180. 颗粒剂需要进行的特殊检查为

(181~182题共用备选答案)

A. 散剂

B. 颗粒剂

C. 硬胶囊

D. 软胶囊

E. 肠溶胶囊

181. 将胶囊经高分子材料处理或其他适宜方法加工制成的药剂,囊壳不溶于胃液中,但能溶于肠液中

182. 将一定量的药材提取物加适宜的辅料密封于球形、椭圆形的软质囊材中制成的药剂

(183~184题共用备选答案)

A. 片剂

B. 蜜丸

C. 水丸

D. 滴丸

E. 胶囊剂

183. 内容物可以是液体药物的是

184. 可以用滴制法、压制法制备的是

(185~186题共用备选答案)

A. 20.0%

B. 15.0%

C. 12.0%

D. 10.0%

E. 9.0%

185. 水蜜丸的水分不得超过

186. 浓缩水丸的水分不得超过

（187～188 题共用备选答案）

A. 1∶1～1∶1.5

B. 1∶2

C. 1∶3∶1

D. 4∶2∶1

E. 2∶2∶1

187. 蜜丸制备时，常用药粉与蜜的比例为

188. 用阿拉伯胶与西黄芪胶作为乳化剂时，制备初乳挥发油、水、胶的比例为

（189～190 题共用备选答案）

A. 水丸

B. 大蜜丸

C. 糊丸

D. 滴丸

E. 浓缩水蜜丸

189. 采用滴制法制备的是

190. 多采用泛制法制备的是

（191～192 题共用备选答案）

A. 水丸

B. 蜜丸

C. 蜡丸

D. 滴丸

E. 浓缩丸

191. 在体内不溶散，仅缓缓释放药物，可以减轻含毒性或刺激性强的药物的毒性和刺激性

192. 药材提取物与基质用适宜的方法混匀后，滴入不相混溶的冷却液中，收缩冷凝制备而成的丸剂

（193～194 题共用备选答案）

A. 老蜜

B. 蜜水

C. 嫩蜜

D. 中蜜

E. 生蜜

193. 用于含糖及脂肪多的药粉制备蜜丸

194. 黏性差或富含纤维的药粉制备蜜丸

（195～196 题共用备选答案）

A. 105℃～115℃

B. 112℃～115℃

C. 116℃～120℃

D. 116℃～118℃

E. 119℃～122℃

195. 炼制蜂蜜中，中蜜的炼制温度是

196. 炼制蜂蜜中，老蜜的炼制温度是

（197～198 题共用备选答案）

A. 糖粉

B. 蜜水

C. 淀粉浆

D. 炼蜜

E. 糖浆

197. 制备膏滋的辅料是

198. 制备蜜丸的赋形剂是

（199～200 题共用备选答案）

A. 干法制粒法

B. 挤出制粒法

C. 流化喷雾制粒法

D. 喷雾转动制粒法

E. 湿法混合制粒法

199. 又称为一步制粒法

200. 不采用任何润湿剂或液体黏合剂的制粒方法为

（201～202 题共用备选答案）

A. 2% 以内

B. 3% 以内

C. 5% 以内

D. 6% 以内

E. 9% 以内

201. 湿颗粒应及时干燥，干燥程度一般将含水量控制在

202. 颗粒剂质量中，要求水分含量在

(203~204题共用备选答案)
A. 水溶性颗粒剂
B. 酒溶性颗粒剂
C. 混悬性颗粒剂
D. 块状冲剂
E. 泡腾性颗粒剂
203. 将处方中部分药材提取制成稠膏,其余药材粉碎成细粉加入,必要时添加适宜辅料制成颗粒
204. 多以60%乙醇,采用渗漉法、浸渍法或回流法制备,制成品可以替代药酒服用

(205~206题共用备选答案)
A. 硬脂酸镁
B. 滑石粉
C. 聚乙二醇4000
D. 氢化植物油
E. 微粉硅胶
205. 制备片剂时,不适用于遇碱不稳定药物的润滑剂
206. 制备片剂时,适用于油类和浸膏类药物的润滑剂是

(207~208题共用备选答案)
A. 润滑剂
B. 润湿剂
C. 黏合剂
D. 崩解剂
E. 稀释剂
207. 胶浆在片剂中的作用为
208. 甘露醇在片剂中的作用为

(209~210题共用备选答案)
A. 水分
B. 溶化性
C. 均匀度
D. 外观性状
E. 崩解时限
209. 散剂需要进行的特殊检查为
210. 片剂需要进行的特殊检查为

(211~212题共用备选答案)
A. 隔离层
B. 粉衣层
C. 糖衣层
D. 有色糖衣层
E. 打光
211. 增加衣层的牢固,使片面坚实、平滑
212. 增加美观,避光

(213~214题共用备选答案)
A. 润滑剂
B. 湿润剂
C. 黏合剂
D. 崩解剂
E. 吸收剂
213. 10%淀粉浆在片剂中的作用为
214. 羧甲基淀粉钠在片剂中的作用为

(215~216题共用备选答案)
A. 提纯片
B. 全粉末片
C. 全浸膏片
D. 半浸膏片
E. 包衣片
215. 以药材中的单体或有效部位为原料制成的片剂是
216. 处方中部分药材经提取制得浸膏,与其余药材细粉混匀制成的片剂是

(217~218题共用备选答案)
A. 润滑剂
B. 崩解剂
C. 润湿剂
D. 稀释剂
E. 黏合剂
217. 糖浆在片剂中作
218. 乳糖在片剂中作

（219～220 题共用备选答案）
A. 隔离层
B. 粉衣层
C. 糖衣层
D. 有色糖衣层
E. 打光
219. 虫白蜡在包衣工序中用于
220. 滑石粉在包衣工序中用于

（221～222 题共用备选答案）
A. 红糖
B. 冰糖
C. 蔗糖
D. 饴糖
E. 蜂蜜
221. 为片剂优良的稀释剂，兼有矫味和黏合作用的是
222. 糖浆剂用的多是

（223～224 题共用备选答案）
A. 毛细管作用
B. 改善了颗粒的润滑性
C. 酶解作用
D. 膨胀作用
E. 产气作用
223. 干燥淀粉在片剂中作为崩解剂的主要崩解机理为
224. 低取代羟丙基纤维素在片剂中作为崩解剂的主要崩解机理为

（225～226 题共用备选答案）
A. 液状石蜡
B. 羧甲基淀粉钠
C. 糊精
D. 聚乙二醇
E. 10% 淀粉浆
225. 栓剂的基质可选用
226. 片剂的崩解剂可选用

（227～228 题共用备选答案）
A. 润滑剂
B. 湿润剂
C. 黏合剂
D. 崩解剂
E. 吸收剂
227. 硫酸钙二水物在片剂中的作用为
228. 滑石粉在片剂中的作用为

（229～230 题共用备选答案）
A. 片剂
B. 蜜丸
C. 水丸
D. 滴丸
E. 胶囊剂
229. 在制备过程中要注意控制硬度的是
230. 生物利用度一般较高的是

（231～232 题共用备选答案）
A. 利用两种具有相反电荷的高分子材料作囊材，将囊心物分散在囊材的水溶液中，在一定条件下相反电荷的高分子材料互相交联溶解度降低，自溶液中凝聚成囊的方法
B. 药物与固体载体均匀混合制成高度分散物的方法
C. 将药物包合或嵌入 β－CD 筒状结构内形成超微囊状分散物的操作
D. 将药物分散于囊材的水溶液中，以电解质或强亲水性电解质为凝聚剂，使囊材凝聚包封于药物表面而形成微囊的方法
E. 药物分装在空心囊壳中的操作
231. 固体分散技术是指
232. 环糊精包合技术是指

（233～234 题共用备选答案）
A. 利用两种具有相反电荷的高分子材料作囊材，将囊心物分散在囊材的水溶液中，在一定条件下相反电荷的高分

子材料互相交联后,溶解度降低,自溶液中凝聚成囊
B. 药物与载体共同混合制成高度分散物
C. 将药物包合或嵌入筒状结构内形成超微囊状分散物的操作
D. 将药物分散于囊材的水溶液中,以电解质或强亲水性电解质为凝聚剂,使囊材凝聚包封于药物表面而形成微囊
E. 药物与载体共同溶解于有机溶剂中,蒸去溶剂后,得到药物在载体中混合而成的共沉淀物的方法

233. 单凝聚法
234. 复凝聚法

(235 ~236 题共用备选答案)
A. 聚合
B. 晶型转变
C. 变性
D. 氧化
E. 水解

235. 穿心莲内酯易
236. 吗啡、毒扁豆碱易

(237 ~238 题共用备选答案)
A. 聚合
B. 晶型转变
C. 变性
D. 氧化
E. 水解

237. 具有潜在酚羟基的药物易
238. 酰胺类和苷类药物易

参考答案

1. E	2. C	3. C	4. B	5. E	6. E	7. E	8. D	9. B	10. A
11. D	12. C	13. D	14. D	15. A	16. C	17. B	18. B	19. A	20. E
21. C	22. C	23. B	24. A	25. A	26. A	27. D	28. B	29. C	30. D
31. C	32. E	33. D	34. D	35. C	36. D	37. D	38. E	39. B	40. D
41. C	42. B	43. D	44. E	45. B	46. C	47. B	48. B	49. B	50. E
51. C	52. A	53. D	54. B	55. C	56. E	57. C	58. C	59. A	60. D
61. C	62. A	63. D	64. D	65. C	66. B	67. E	68. C	69. E	70. C
71. A	72. E	73. A	74. A	75. D	76. C	77. D	78. D	79. B	80. C
81. A	82. B	83. D	84. E	85. D	86. C	87. A	88. C	89. C	90. E
91. E	92. E	93. C	94. C	95. B	96. B	97. A	98. B	99. B	100. E
101. C	102. A	103. D	104. C	105. D	106. C	107. C	108. B	109. E	110. A
111. B	112. C	113. A	114. E	115. D	116. D	117. E	118. A	119. B	120. D
121. A	122. E	123. C	124. E	125. B	126. C	127. C	128. C	129. E	130. D
131. A	132. D	133. D	134. C	135. D	136. E	137. E	138. C	139. E	140. B
141. A	142. C	143. A	144. E	145. C	146. B	147. B	148. A	149. C	150. D
151. E	152. A	153. C	154. B	155. D	156. E	157. C	158. E	159. B	160. A
161. A	162. C	163. C	164. D	165. D	166. B	167. C	168. A	169. C	170. A
171. B	172. C	173. B	174. E	175. D	176. C	177. A	178. D	179. E	180. B
181. E	182. D	183. E	184. E	185. C	186. E	187. A	188. E	189. D	190. A

191. C	192. D	193. C	194. A	195. D	196. E	197. D	198. D	199. C	200. A
201. A	202. D	203. C	204. B	205. A	206. E	207. C	208. E	209. C	210. E
211. C	212. D	213. C	214. D	215. A	216. D	217. E	218. D	219. E	220. B
221. C	222. C	223. A	224. D	225. D	226. B	227. E	228. A	229. A	230. D
231. B	232. C	233. D	234. A	235. E	236. D	237. D	238. E		

中药调剂学

一、A 型题（单句型最佳选择题）

答题说明：

以下每一道考题下面有 A、B、C、D、E 五个备选答案。请从中选择一个最佳答案。

1. 处方正文部分的拉丁文缩写字母是
   A. Rp 或 R
   B. Re 或 R
   C. Rc 或 R
   D. Rq 或 R
   E. Ra 或 R

2. 中药处方中直接写药材的正名或炒制时，即付炒炭的是
A. 麦芽
B. 紫菀
C. 艾叶
D. 水蛭
E. 桑叶

3. 中药饮片需要另煎的是
   A. 麦冬
   B. 知母
   C. 西洋参
   D. 浙贝母
   E. 血竭

4. 山药的常用量是
   A. 6 ~ 12g
   B. 15 ~ 30g
   C. 9 ~ 12g
   D. 3 ~ 6g
   E. 6 ~ 9g

5. 要写清炮制品才给付炮制品的药材有
   A. 薏苡仁、芡实
   B. 山楂、麦芽
   C. 山药、白芍
   D. 王不留行、苍耳子
   E. 龙骨、牡蛎

6. 麻醉药品处方的印刷用纸应为
   A. 白色
   B. 淡绿色
   C. 淡黄色
   D. 淡红色
   E. 黑色

7. 牛蒡子的应付规格是
   A. 牛蒡子
   B. 牛子
   C. 炒牛蒡子
   D. 鼠黏子
   E. 大力子

8. 药品剂量应用
   A. 市制单位
   B. 英制单位
   C. 公制单位

D. 国际单位
E. 以剂为单位

9. 下列药物在临床使用时不属于冲服的是
A. 三七
B. 鹿茸
C. 羚羊角
D. 大黄
E. 蕲蛇

10. 关于君药叙述正确的是
A. 是处方中不可缺少的主要部分,药力居方中之首
B. 是加强对主证治疗作用的药物
C. 是消除其他药物毒性与副作用的药物
D. 起到调和诸药的作用
E. 起到引经报使的作用

11. 洋金花的常用量是
A. 0.3 ~ 1g
B. 1.5 ~ 3g
C. 0.3 ~ 0.6g
D. 1 ~ 2g
E. 0.03 ~ 1g

12. 姜炭的正名是
A. 炮姜炭
B. 黑姜
C. 炮姜
D. 干姜炭
E. 干姜

13. 遇缺药或特殊情况需要修改处方时,要由
A. 院长修改后才能调配
B. 药局主任修改后才能调配
C. 两名以上调剂人员协商修改后才能调配
D. 处方医师修改后才能调配
E. 处方医师修改,并在修改处签字后才能调配

14. 不属于河南主产的道地药材是
A. 山药
B. 牛膝
C. 地黄
D. 菊花
E. 川芎

15. 关于处方管理,下列叙述中错误的是
A. 处方字迹应当清楚,不得涂改
B. 处方写实足年龄,婴幼儿写日、月龄
C. 处方开具三日内有效
D. 开具处方后的空白处应划一斜线,以示处方完毕
E. 处方审阅人员不得擅自修改处方

16. 处方中写“半夏”的应付
A. 生半夏
B. 姜半夏
C. 清半夏
D. 半夏曲
E. 法半夏

17. 下列不属于“焦四仙”的是
A. 焦神曲
B. 焦麦芽
C. 焦山楂
D. 焦槟榔
E. 焦枳实

18. 处方写大黄应付
A. 酒大黄
B. 生大黄
C. 熟大黄
D. 大黄炭
E. 醋大黄

19. 妊娠禁用药的是
A. 大黄
B. 华山参

C. 郁李仁
D. 马钱子
E. 红花

20. 以下不属于中西药配伍禁忌的是
A. 维生素B与地榆
B. 氢氧化铝与槐米
C. 甲苯磺丁脲与甘草
D. 四环素与自然铜
E. 碳酸氢钠与麻黄

21. 妊娠慎用药的是
A. 牵牛子
B. 莪术
C. 麝香
D. 肉桂
E. 川牛膝

22. 腹皮子应付大腹皮和
A. 沙苑子
B. 冬瓜子
C. 莪术
D. 决明子
E. 生槟榔

23. 下列药物配伍无"相畏"作用的是
A. 巴豆与牵牛子
B. 芒硝与三棱
C. 肉桂与赤石脂
D. 丁香与郁金
E. 芒硝与大黄

24. 下列有关妊娠禁忌药的叙述,不正确的是
A. 能影响胎儿生长发育、有致畸作用的药物
B. 能造成堕胎的药物
C. 具有消食导滞功能的药物
D. 具有芳香走窜功能的药物
E. 峻下逐水药、毒性药、破血逐瘀药

25. 以下与维生素B配伍禁忌的中药是
A. 地榆
B. 麻黄
C. 牛膝
D. 黄柏
E. 附子

26. 有关饮食禁忌叙述错误的是
A. 忌食可能影响药物分布的食物
B. 忌食葱、蒜等
C. 忌食生冷、油腻及刺激性食物
D. 忌食与所服药物存在类似相恶或相反配伍关系的食物
E. 忌食对某种病证不利的食物

27. 乌头碱中毒主要是针对
A. 神经系统
B. 消化系统
C. 泌尿系统
D. 循环系统
E. 皮肤和黏膜

28. 以下不属于乌头类药物中毒后解救和治疗方法的是
A. 清除毒物,如洗胃、导泻等
B. 用阿托品治疗心动过缓、传导阻滞
C. 让病人保持安静,避免声音、光线刺激
D. 利多卡因治疗异位心律失常
E. 甘草、绿豆煎汤饮用

29. 洋地黄类药物中毒的西药治疗方法是
A. 口服或静滴氯化钾
B. 注射可拉明、洛贝林
C. 静脉输入葡萄糖注射液
D. 应用二巯基丙醇类
E. 使用中枢抑制药

30. 关于麻醉中药的管理制度,以下叙述错误的是

A. 麻醉中药罂粟壳每张处方不超过3日用量
B. 麻醉药品专用处方应由药剂科留存3年备查
C. 凡使用罂粟壳的患者必须建立病历
D. 罂粟壳不得零售
E. 罂粟壳连续使用不得超过3天

31. 忌服天仙子的患者是
A. 高血压患者
B. 糖尿病患者
C. 中风患者
D. 肺炎患者
E. 青光眼患者

32. 蟾酥的内服用量按照现行版《中华人民共和国药典》是
A. 0.09g
B. 0.015～0.03g
C. 0.05g
D. 0.1g
E. 0.6g

33. 中成药含有雄黄的是
A. 牛黄清胃丸
B. 牛黄上清丸
C. 牛黄丸
D. 牛黄解毒片
E. 牛黄降压丸

34. 吗啡注射剂用于治疗门诊癌症晚期患者时，处方1次不得超过
A. 1日剂量
B. 2日剂量
C. 3日剂量
D. 5日剂量
E. 7日剂量

35. 麻醉药临床应用指导原则不包括
A. 采用强阿片类药物治疗时，执业医师应慎重选择对疼痛患者有效的用药处方，并进行药物剂量和治疗方案的调整
B. 医师必须充分了解病情，与患者建立长期的医疗关系
C. 开始阿片类药物治疗后，患者应至少每周就诊1次，以便调整处方
D. 强阿片类药物连续使用时间暂定不超过8周
E. 对癌症患者使用麻醉药品，应严格控制剂量与次数

36. 属于一类毒性药材的品种是
A. 生甘遂
B. 生巴豆
C. 信石
D. 红粉
E. 生马钱子

37. 砒霜的用量是
A. 0.0009g
B. 0.09g
C. 0.009g
D. 0.9g
E. 0.03～0.075g

38. 关于一般药物使用说法错误的是
A. 质地较轻或成分容易煎出的药物如花、叶、草之类，用量不宜过大
B. 质重或成分不易煎出的药物如矿物、贝壳类，用量宜大
C. 芳香走散的药物，用量宜大
D. 过于甘寒的药物，用量不宜过大
E. 新鲜药物因含有水分，用量则可更大些

39. 应放在斗架高层的药物是
A. 青黛
B. 赭石
C. 菊花

D. 薄荷
E. 白梅花

40. 能一起存放的饮片是
A. 山药片与天花粉片
B. 黑附片与半夏片
C. 炙甘草片与炙黄芪片
D. 桂枝咀与桑寄生咀
E. 天南星片与白附片

41. 处方的调配程序是
A. 审方→计价收费→调配→复核→发药
B. 审方→调配→计价收费→复核→发药
C. 计价收费→审方→复审→调配→发药
D. 审方→计价收费→复核→调配→发药
E. 审方→复核→调配→计价收费→发药

42. 关于装斗的说法错误的是
A. 一般饮片的装斗量应装满容积
B. 全草类或种子类饮片要过筛过箩
C. 鲜药如生姜、芦根等均须洁净之后放置备用
D. 青黛、滑石、蒲黄、马勃、车前子、葶苈子等饮片须垫纸盛装
E. 外观形体相似的饮片应核准名签,以免装错斗

43. 需要专柜存放的贵重药是
A. 紫河车
B. 党参
C. 蛤蚧
D. 乳香
E. 牛黄

44. 不用特殊存放的中药是
A. 有不良嗅味的药物
B. 有配伍禁忌的药物
C. 贵细药物
D. 毒性药材和麻醉药材
E. 煎煮时需要特殊处理的一般药物

45. 将哪味药加水调和涂于指甲上,能将指甲染成黄色,不易擦去,俗称挂甲或透甲
A. 大黄
B. 牛黄
C. 黄连
D. 黄芩
E. 黄芪

46. 大挺指的是
A. 二杠茸的主干
B. 四岔茸的主干
C. 三岔茸的主干
D. 三岔茸的侧枝
E. 二杠茸的侧枝

47. 饮片在调配过程不需要将其单独包装的是
A. 生石膏
B. 红花
C. 制川乌
D. 三七粉
E. 鹿角胶

48. 凉暗处是指温度不超过
A. 5℃
B. 10℃
C. 15℃
D. 20℃
E. 25℃

49. 在中药常用术语中,“二杠茸”指的是
A. 具有 1 个侧枝的花鹿茸
B. 梅花鹿角具 2 个侧枝者
C. 具有 3 个侧枝的马鹿茸
D. 具有 2 个侧枝的花鹿茸
E. 具有 3 个侧枝的花鹿茸

50. 造成大黄“十大九糠”的原因是

A. 虫蛀
B. 生长年限过长
C. 干燥时内部水分未彻底排出,又受到冰冻
D. 储藏温度过高
E. 储藏时间过长

51. 药材加工时,由于蒸煮时间短,中心未透,部分淀粉粒未糊化会产生
A. 白心
B. 伤水
C. 糠渣
D. 走油
E. 油子

52. 毛笔头是指
A. 辛夷花蕾未开放时的形状
B. 由表皮细胞特化而成的突起物
C. 覆盆子的聚合果呈圆锥形或球形
D. 白术根茎下端稍粗部分表面较大的瘤状突起
E. 乌药药材呈纺锤形,有的中间收缩成连珠状

53. 不是羚羊角传统鉴别术语的是
A. 水波纹
B. 乌云盖顶
C. 血丝
D. 骨钉
E. 合把

54. 下列“道地中药”产地对应正确的是
A. 浙江的杭菊
B. 安徽的牛膝
C. 河南的白芍
D. 江西的大黄
E. 河北的甘草

55. 需要临方捣碎的饮片是
A. 石膏
B. 石斛
C. 砂仁
D. 车前子
E. 五味子

56. 铁皮是指
A. 外皮颜色黑褐如铁的优质当归
B. 四川出产的皮色较黑的附子
C. 猪苓药材的皮黑肉白
D. 川木香的根呈圆柱形,根头发黑,表面棕褐如铁
E. 山参主根上端较粗的部分具细密、深的黑色横环纹

57. 下列属于应拒绝调剂的情况是
A. 处方日期超过 2 日的处方
B. 药味超过 25 味的处方
C. 非正式医师签字的处方
D. 含有需要临方炮制的处方
E. 药味中存在缺药的处方

58. 孕妇禁用的处方药是
A. 二妙丸
B. 大山楂丸
C. 九一散
D. 补中益气丸
E. 小柴胡片

59. 下列有关中成药用法的叙述,不正确的是
A. 一般中成药均以温开水送服,但有的中成药须配伍适当的“药引”送服
B. “药引”送服多起着引药归经、增强疗效、解除药物的毒性等作用
C. 一般外用药不可内服
D. 一般内服药均可外用
E. 淡盐水送服六味地黄丸,可增强其滋阴补肾的作用

60. 以下属于常用中成药非处方药的是
A. 柏子养心丸
B. 乐脉颗粒
C. 狗皮膏
D. 木香槟榔丸
E. 养血安神丸

61. 关于煎煮过程药材浸泡的说法错误的是
A. 煎药前饮片浸泡有利于有效成分的浸出
B. 在煎煮前必须用冷水在室温下浸泡
C. 浸泡的时间越长越好
D. 浸泡可以避免在加热煎煮时由于药材组织中淀粉、蛋白等糊化,有效成分不宜渗出
E. 一般质地疏松的药材浸泡时间宜短

62. 一般饮片在煎煮前应先用冷水浸泡约
A. 5分钟
B. 10分钟
C. 30分钟
D. 60分钟
E. 90分钟

63. 关于服药时间说法错误的是
A. 滋补药宜在饭后服
B. 辛温解表药煎后应温热服
C. 对胃肠有刺激性的药,应在饭后服
D. 驱虫、攻下药宜空腹服
E. 安神药应在早晨服用

64. 首选的煎药器具是
A. 铜器
B. 铁器
C. 银器
D. 玻璃制器
E. 陶瓷制器

65. 下列有关汤剂用法的叙述,不正确的是
A. 一般汤药多宜温服,但热性病者应冷服,寒性病者应热服
B. 冬季服用汤剂比夏季服用临床效果要好
C. 一般疾病服药,多采用每日一剂,每剂分两次或三次服用
D. 多数药物宜饭前服,有利于药物吸收
E. 对胃肠有刺激性的药宜饭后服

66. 关于汤剂服用量说法错误的是
A. 成人服用量一般每次约300ml,每日2~3次
B. 儿童服用量一般每次75ml,每日两次
C. 小儿服药,宜浓缩体积
D. 对病情危重者,应遵照医嘱服药
E. 小儿服药,以少量多次为好

67. 关于煎药的火候说法错误的是
A. 文火火力较小,水分蒸发缓慢
B. 武火火力较大,水分蒸发较快
C. 火力强,煎煮效率高,药物的成分易煎出
D. 火力弱,煎煮效率低,药物的有效成分不易煎出
E. 煎药一般应"先文火后武火"

68. 蜜炙药材水分不得超过
A. 10%
B. 12%
C. 13%
D. 14%
E. 15%

69. 安全水分是指
A. 含水量在安全范围
B. 含水量在安全范围的临界限度
C. 是一个范围值
D. 失去水分不会影响中药质量
E. 过多含有水分不会影响中药质量

70. 易产生粘连的药材是
A. 冰片

B. 樟脑
C. 乳香
D. 琥珀
E. 鸡血藤

71. 不易使药材发生霉变的成分是
A. 蛋白质
B. 淀粉
C. 树脂
D. 糖类
E. 黏液质

72. 不易变色的饮片是
A. 色泽鲜艳的花类药物
B. 莲须、莲子心
C. 橘络、佛手片
D. 珍珠母
E. 枸杞子

73. 不属于使药材气味散失原因的是
A. 温度过高
B. 储存时间过长
C. 包装不严
D. 与二氧化碳长期接触
E. 通风干燥过甚

74. 关于化学药剂防治虫害原则叙述错误的是
A. 针对害虫的生活习性,选择成虫产卵期施药
B. 药剂应低毒高效和低残留
C. 对人体安全可靠,不污染环境
D. 药品性质不影响药材质量
E. 使用方便,经济合理

75. 导致动物药材产生"哈喇"味的变异属于
A. 霉腐
B. 泛油
C. 潮解
D. 吸湿
E. 虫蛀

76. 多数含苷类药物在什么温度下干燥
A. 30℃
B. 25℃
C. 25 ~ 30℃
D. 55 ~ 60℃
E. 38 ~ 55℃

77. 药材容易产生"变色"现象的是
A. 玫瑰花、款冬花
B. 天冬、麦冬
C. 枳实、枳壳
D. 乳香、没药
E. 丁香、肉桂

78. 防止发生霉变的仓库保管措施中错误的是
A. 仓库内的温度应控制在 25℃ 以下
B. 湿度控制在 65% 以下
C. 应具备通风条件
D. 应注意"勤查勤理"的原则
E. 注意季节变化,特别是夏季多雨季节

79. 下列关于药品贮藏的叙述错误的是
A. 片剂常用无色或棕色玻璃瓶或塑料瓶加盖密封
B. 散剂必须经过充分干燥
C. 煎膏剂贮存期在 1 年左右
D. 膏药一般贮藏期以 1 年为宜
E. 软膏应贮存在低温处,不超过 30℃

80. 适用于石灰干燥法养护的药材是
A. 玄参
B. 苦参
C. 北沙参
D. 白糖参
E. 南沙参

81. 下列有关气调养护法的叙述,不正确的是

A. 气调也就是对空气组成的调整管理
B. 气调养护就是将中药所处环境的氧浓度进行有效的控制
C. 气调养护就是人为地调整空气的压力
D. 气调养护法可使需要氧气的生物学反应和化学反应均受到抑制
E. 气调养护就是人为地造成低氧状态

82. 下列关于药品的贮存期及贮存温度叙述错误的是
A. 注射剂贮存期约为2年
B. 糖浆剂贮存期约为1年
C. 酊剂贮存温度以10~20℃为宜
D. 栓剂贮存温度最好在30~37℃
E. 颗粒剂贮存期约1年为宜

83. 不属于埋藏养护技术的是
A. 石灰埋藏法
B. 木炭埋藏法
C. 沙子埋藏法
D. 糠壳埋藏法
E. 地下室贮藏法

84. 下列药材中,饮片在温度高、湿度大的环境中易吸潮变软发黏,易被污染的是
A. 熟地黄、白芷、天冬
B. 党参、白术、肉苁蓉
C. 熟地黄、木香、白芍
D. 熟地黄、酒黄精、肉苁蓉
E. 酒黄精、酒大黄、酒黄连

85. 下列关于饮片的贮藏叙述错误的是
A. 含挥发油多的药材切成饮片后,干燥温度和贮藏室温都不宜太高
B. 含糖分多的饮片在温度高、湿度大的时候容易吸潮
C. 种子类药材多贮存于缸、罐中
D. 盐炙的饮片室温下会析出盐分故要密闭保存
E. 矿物类饮片常贮于密封容器内

86. 关于麝香养护叙述错误的是
A. 毛壳麝香容易生虫,仓虫多蛀蚀毛囊
B. 麝香仁不易生虫,但受潮后易发霉
C. 麝香仁常因储存环境过于干燥,挥发性物质和水分极易散失,造成失润、干硬
D. 储存麝香适宜使用油纸包好,放于铁盒内,再用大木箱封严
E. 麝香宜与冰片混存,以防虫蛀

87. 关于细贵药材养护与保管叙述错误的是
A. 细贵药来源不易、经济价值高,稀少而名贵,需特殊保管
B. 细贵药大多是植物、动物类,少数是菌藻类
C. 细贵药应放在专用库房内储存
D. 细贵药包括有人参、党参
E. 细贵药须有专人负责

88. 不属于中成药剂型养护过程中容易发生的问题的是
A. 虫蛀
B. 霉变
C. 酸败
D. 挥发
E. 风化

89. 关于贵重药养护叙述错误的是
A. 海龙、海马极易生虫,且害虫细小,不易察见,可与花椒共存
B. 冬虫夏草受潮后,应立即晾晒或用大火快速烘干
C. 西红花为了保持色泽和防潮,可连同包装一同放石灰缸内保存
D. 牛黄应该装入衬有棉花、软纸的铁盒或木盒中密封
E. 鹿茸为了防止生虫可用70%的酒精,均匀地喷洒在表面,密封保存

90. 关于摊晾法叙述不正确的是
A. 将中药放在日光下摊开即可
B. 适用于芳香类药材
C. 主要适用挥发油类药材
D. 酸枣仁、苦杏仁可以用此法干燥
E. 此法是借助温热空气的流动，吹去水分而干燥的

91. 关于液体制剂的贮存，描述错误的是
A. 注射剂贮存期约为 2 年
B. 酒剂含醇量低于原处方规定的 10% ~15%，不可再供药用
C. 酊剂贮存温度以 10℃ ~20℃ 为宜
D. 栓剂最好贮存在 30℃ 以上，37℃ 以下
E. 茶剂最好不要久贮，约 1 年为宜

92. 关于饮片库房环境叙述正确的是
A. 环境密闭、阴凉及干燥，避免日光直晒，室温 25℃ 以下，相对湿度 75% 以下
B. 保持通风、阴凉及干燥，避免日光直晒，室温 25℃ 以下，相对湿度 75% 以下
C. 保持通风、阴凉及干燥，阳光充足，室温 25℃ 以下，相对湿度 75% 以下
D. 保持通风、阴凉及干燥，避免日光直晒，室温 30℃ 以下，相对湿度 75% 以下
E. 保持通风、阴凉及干燥，避免日光直晒，室温 25℃ 以下，相对湿度 80% 以下

93. 关于药检人员职责叙述错误的是
A. 在药检室主任领导下做好本职工作
B. 应全面了解药品制剂质量情况
C. 检验记录应正确书写、签名、盖章，按年度装订成册，保存 3 年
D. 在工作中严格按照国家级标准进行检验
E. 在检验方法上应采用准确可靠、操作简便的方法

94. 测定液体药品的相对密度一般采用
A. 比重瓶
B. 薄层色谱
C. 比色法
D. 韦氏比重瓶
E. 毛细管电泳

95. 剂型检查项目中有软化点测定的是
A. 片剂
B. 注射剂
C. 胶囊剂
D. 栓剂
E. 软膏剂

96. 总灰分测定时供试品炭化后，为灰化完全应保持的温度是
A. 200 ~300℃
B. 300 ~400℃
C. 400 ~500℃
D. 500 ~600℃
E. 600 ~700℃

97. 酸度计校正所用的标准缓冲液 pH，应准确至
A. 0. 0001pH 单位
B. 0. 001pH 单位
C. 0. 01pH 单位
D. 0. 1pH 单位
E. 1pH 单位

98. 负责对《医疗机构从业人员行为规范》的实施情况进行监督检查的部门是
A. 行政职能部门
B. 卫生主管部门
C. 领导班子
D. 上级主管部门
E. 纪检监察纠风部门

99. 医疗机构从业人员违反《医疗机构从业人员行为规范》的，视情节轻重给予处罚，其中不正确的是

A. 批评教育、通报批评、取消当年评优评职资格
B. 卫生行政部门依法给予警告、暂停执业或吊销执业证书
C. 纪检监察部门按照党纪政纪案件的调查处理程序办理
D. 缓聘、解职待聘、解聘
E. 涉嫌犯罪的,移送司法机关依法处理

100. 关于《医疗机构从业人员行为规范》的实施与监督,下列哪个说法不准确
A. 医疗机构行政领导班子负责本规范的贯彻实施,相关职能部门应积极协助
B. 各级卫生行政部门对于辖区内各级各类医疗机构及其从业人员贯彻执行本规范的情况,负有监督检查的责任
C. 实施和执行本规范的情况,是医疗机构年度考核和医师定期考核的重要内容,但不影响医疗机构等级评审、医务人员职称晋升
D. 对于违反规范的从业人员,视情节严重程度,应给予批评教育、通报批评等处理,严重时可以解聘
E. 医疗卫生有关行业组织应结合自身职责,配合卫生行政部门做好本规范的贯彻实施,加强行业自律性管理

101. 果实种子类饮片含药屑杂质应小于
A. 2%
B. 7%
C. 3%
D. 1%
E. 5%

102. 有关麻醉品、一类精神药品管理叙述错误的是
A. 处方医师需要持有单位所在区县卫生局颁发的“麻醉药品使用资格证书”
B. 药剂科凭卫生行政部门发给的“麻醉药品购用印鉴卡”向指定的麻醉药品经营单位购买
C. 罂粟壳必须到国家食品药品监督管理总局和各省市药品监督管理局指定的经营单位购买
D. 凭单位保卫部门开具的介绍信到所在地公安部门换开证明信,到指定经销单位购买并按指定线路运输
E. 医院各病区凭有效医师处方可到药库出库补充基数

103. 关于煎药说法错误的是
A. 煎药前应先用冷水浸泡药物半小时左右
B. 应掌握好火候与时间,以防煎干或煎焦
C. 汤剂应做到煎透榨干
D. 对毒性、烈性药材的煎药用具应有明显标记
E. 煎药过程中,质重坚硬的药物宜后下

104. 关于煎药用水及用水量说法错误的是
A. 用水量多,能增加有效成分的溶出量
B. 用水过多,汤液的量过大,不宜病人服用
C. 用水过少,会造成“煮不透,煎不尽”
D. 质地轻松的药材,煎药用水量宜多
E. 质地坚实的药材,煎药用水量宜多

105. 关于服药饮食禁忌的说法错误的是
A. 服药时一般宜少食豆类、肉类、生冷和不易消化的食物
B. 服用透疹药宜少食生冷及辛味药
C. 服用温补药时应少饮茶,少食萝卜
D. 热性疾病应禁用或少食酒类、辛辣味、鱼类、肉类等食物
E. 服用解表药宜少食生冷及酸味药

106. 属于伤食类中成药非处方药的是
A. 香砂养胃丸
B. 加味保和丸
C. 六合定中丸
D. 养血安神丸
E. 参苏丸

107. 不属于蕲蛇鉴别特征的是
A. 方胜纹
B. 连珠斑
C. 龙头虎口
D. 铁线尾
E. 佛指甲

108. 对配付鲜药的要求是
A. 最多只能配给3天剂量以免腐烂
B. 超过3天剂量最好放在冰箱保存
C. 要单包处理
D. 为防止腐烂可放在阴凉处晾干
E. 可以打开包装将鲜药保存在湿沙中

109. 关于调配程序质量评定叙述错误的是
A. 供药及时率不得低于99.5%
B. 配方成方率不得低于90%
C. 计价准确率不得低于99%
D. 药品养护率不得低于99%
E. 处方合格率不得低于99%

110. 一般药物临床处方的用量为
A. 干品12~15g,鲜品15~60g
B. 干品3~9g,鲜品12~15g
C. 干品9~45g,鲜品15~60g
D. 干品3~9g,鲜品9~45
E. 干品3~9g,鲜品15~60g

111. 牛黄解毒片与哪类物质合用,会降低药物疗效
A. 庆大霉素
B. 青霉素
C. 四环素
D. 维生素
E. 红霉素

112. 清开灵注射液主治
A. 气虚血瘀所致头晕目眩、半身不遂、胸闷心痛、心悸气短
B. 热病,神昏,中风偏瘫,神志不清
C. 阴虚血瘀所致胸闷胸痛
D. 心悸怔忡,五心烦热,夜眠不安
E. 肾阳不足所致泄泻、食少不化、面黄肢冷

113. 不是川贝母的处方用名的是
A. 黄炉贝
B. 川贝
C. 青贝
D. 大贝
E. 松贝

114. 处方中使药可发挥的作用是
A. 配合君药加强治疗作用
B. 引经药或调和药性的作用
C. 消除药物的毒性作用
D. 制约其他药物的峻烈之性
E. 是处方中不可缺少的部分

115. "大白"是指
A. 槟榔
B. 白芷
C. 白芍
D. 白术
E. 白药子

116. 不属于食物类药引的是
A. 粳米
B. 蜂蜜
C. 生姜
D. 西瓜汁
E. 蛋清

117. 中药汤剂处方正文不包括的内容有
A. 药名
B. 规格
C. 剂量
D. 剂数

E. 脚注

118. 附子一般先煎的时间是
A. 半小时～1小时
B. 1～2小时
C. 2～3小时
D. 半小时以内
E. 3小时以上

119. 儿科处方的印刷用纸为
A. 大红色
B. 淡红色
C. 淡黄色
D. 淡绿色
E. 白色

120. 处方中写“冬青子”的是指
A. 冬葵子
B. 女贞子
C. 川楝子
D. 西青果
E. 青果

121. 桔梗的应付规格是
A. 南桔梗
B. 北桔梗
C. 苦桔梗
D. 玉桔梗
E. 桔梗片

122. 防止药物氧化的主要方法不包括
A. 调节溶液适宜的pH
B. 降低温度
C. 驱逐氧气
D. 控制微量金属离子
E. 制成干燥固体制剂

123. 眼用药物散剂的药物粒度应通过
A. 六号筛
B. 五号筛
C. 七号筛
D. 九号筛
E. 八号筛

124. 发现严重、罕见或新的不良反应病例，必须用有效方法快速报告，最迟不超过
A. 1个工作日
B. 3个工作日
C. 5个工作日
D. 7个工作日
E. 15个工作日

125. 补益药宜在什么时候服用
A. 饭前
B. 饭后
C. 睡前
D. 早、中、晚
E. 随时服用

126. 人参与莱菔子同服，莱菔子可以降低人参的补气作用，这种配伍关系属于
A. 相须
B. 相使
C. 相恶
D. 相反
E. 相畏

二、B型题（标准配伍题）

答题说明：

以下提供若干组考题，每组考题共用在考题前列出的A、B、C、D、E五个备选答案。请从中选择一个与问题关系最密切的答案。某个备选答案可能被选择一次、多次或不被选择。

（127～128题共用备选答案）
A. 相使
B. 相畏

C. 相杀
D. 相恶
E. 相反
127. 两种药物合用,能产生毒性反应或副作用的配伍关系是
128. 两种药物合用,能相互抑制、降低或丧失药效的配伍关系是

(129～130 题共用备选答案)
A. 骨碎补与链霉素
B. 黄芩与维生素 B
C. 乌头与洛贝林
D. 黄柏与四环素
E. 阿托品与蟾酥
129. 合用后,会影响药物吸收排泄的是
130. 合用后,会产生协同作用的是

(131～132 题共用备选答案)
A. 阿胶
B. 生石膏
C. 煅赭石
D. 薄荷
E. 车前子
131. 需要包煎的饮片是
132. 需要烊化的饮片是

(133～134 题共用备选答案)
A. 穿山甲(现用代用品)
B. 安息香
C. 乌贼骨
D. 大腹子
E. 元寸
133. 麝香的别名是
134. 海螵蛸的别名是

(135～136 题共用备选答案)
A. 包煎
B. 另煎
C. 先煎
D. 烊化
E. 后下
135. 含黏液质较多的饮片宜
136. 含较多挥发性成分的饮片宜

(137～138 题共用备选答案)
A. 甘遂与牵牛子
B. 巴豆与牵牛子
C. 乌头与贝母
D. 人参与丁香
E. 人参与三棱
137. 为"十八反"配伍的是
138. 为"十九畏"配伍的是

(139～140 题共用备选答案)
A. 妊娠禁用药
B. 妊娠忌用药
C. 妊娠慎用药
D. 妇科禁用药
E. 产科忌用药
139. 一般包括通经祛瘀、行气破滞及药性辛热的中药,应根据孕妇病情酌情使用的为
140. 毒性较强或毒性猛烈,孕妇应避免应用的中药为

(141～142 题共用备选答案)
A. 金银花
B. 泽泻
C. 枳壳
D. 冰片
E. 血余炭
141. 与谷丙胺合用对治疗消化道溃疡有协同作用的药物是
142. 可以减少口服药物的胃肠吸收的药物是

(143～144 题共用备选答案)
A. 夹竹桃
B. 朱砂
C. 白附片

D. 雄黄
E. 雷公藤
143. 含汞类药材是
144. 乌头类药材是

(145～146题共用备选答案)
A. 何首乌
B. 斑蝥
C. 牡蛎
D. 牛黄
E. 川芎
145. 属于贵重药材的是
146. 属于有毒药材的是

(147～148题共用备选答案)
A. 洋金花
B. 天南星
C. 生半夏
D. 车前子
E. 轻粉
147. 不宜与巴豆霜同用的药材是
148. 不宜与川乌药材同用的是

(149～150题共用备选答案)
A. 一般药物
B. 质地较轻的药物
C. 质地较重的药物
D. 有毒药物
E. 贵重药物
149. 临床处方中,常用量为9～45g的是
150. 临床处方中,常用量为0.03～0.6g的是

(151～152题共用备选答案)
A. 1/7～1/5
B. 1/5～1/4
C. 1/4～1/3
D. 3/4～1
E. 2/3～1
151. 按照《中国药典》规定的中药老幼剂量折算表,1～2岁幼儿的服用剂量相当于成人剂量的
152. 按照《中国药典》规定的中药老幼剂量折算表,18～60岁的服用剂量相当于成人剂量的

(153～154题共用备选答案)
A. 一字
B. 枚
C. 束
D. 片
E. 刀圭
153. 古方中果实的计数单位是
154. 古方中草木及蔓类植物的计量单位是

(155～156题共用备选答案)
A. R
B. T
C. P
D. OTC
E. H
155. 处方的简写是
156. 体外诊断试剂的简写是

(157～158题共用备选答案)
A. 摇听法
B. 弯曲法
C. 观察法
D. 鼻嗅法
E. 敲击听法
157. 将药材样品来回摆动,听发出的声音的检测方法,称为
158. 长条状药物软化至握于手中,大拇指向外推,其余四指向内缩,药材略弯曲不易折断的检测方法,称为

(159～160题共用备选答案)
A. 马牙贝
B. 元宝贝

C. 云头
D. 云纹
E. 五花层
159. 川贝母中炉贝的鳞茎呈长圆锥形状似马牙,故称
160. 矿物药材信石中以红、黄、白、褐等色相间夹杂而成的花纹称为

(161～162 题共用备选答案)
A. 珍珠点
B. 珍珠盘
C. 疙瘩丁
D. 疙瘩须
E. 疙瘩灵体
161. 人参须根上具有的细小疣状突起称为
162. 银柴胡药材顶端众多白色疣状突起的茎基及芽,密集排列呈盘状,称为

(163～164 题共用备选答案)
A. 细辛
B. 附子
C. 地龙
D. 白芍
E. 大黄
163. 属于关药的是
164. 属于川药的是

(165～166 题共用备选答案)
A. 浸鼻嗅法
B. 摇听法
C. 推灰
D. 敲击法
E. 火试法
165. 用以检查麝香真伪的是
166. 用以判别罗汉果质量的是

(167～168 题共用备选答案)
A. 二杠
B. 三岔
C. 二茬
D. 单门
E. 四岔
167. 有 3 个侧枝的马鹿茸药材称为
168. 有 2 个侧枝的梅花鹿茸药材称为

(169～170 题共用备选答案)
A. 枳壳
B. 黄连
C. 黄芪
D. 金银花
E. 罗汉果
169. 具有麻点的药物是
170. 具有过桥的药物是

(171～172 题共用备选答案)
A. 黄芩
B. 松贝
C. 桔梗
D. 天麻
E. 三七
171. 鹦哥嘴是哪味药独有的外观特征
172. 怀中抱月是哪味药的性状鉴别特征之一

(173～174 题共用备选答案)
A. 金钱环
B. 金钱眼
C. 金井玉栏
D. 金包头
E. 金线吊葫芦
173. 秦艽药材根上部横断面所见环状纹理中央的四方形裂隙称为
174. 俗指毛知母根茎顶端残留的浅黄色的叶痕及茎痕

(175～176 题共用备选答案)
A. 筋络
B. 麻点
C. 银皮

D. 翘片
E. 筋条
175. 果实中的维管束称为
176. 从三七主根上剪下的粗支根称为

(177 ~ 178 题共用备选答案)
A. 指掐法
B. 弯曲法
C. 摇听法
D. 敲击听法
E. 浸鼻嗅法
177. 用于检查团块状药材软化适宜程度的方法为
178. 常用于检查长条状药材软化适宜程度的方法是

(179 ~ 180 题共用备选答案)
A. 羊肚子
B. 羊角
C. 龙头虎口
D. 尖蒂
E. 吃青角
179. 冬虫夏草药材的子实体顶端膨大部分称为
180. 玄参药材弯曲,中部略粗,或上粗下细弯曲称为

(181 ~ 182 题共用备选答案)
A. 红小辫
B. 沙皮
C. 乌鸦头
D. 朱砂点
E. 抽沟
181. 天麻的鉴别特征是
182. 苍术的鉴别特征是

(183 ~ 184 题共用备选答案)
A. 毛茸
B. 吐丝
C. 返砂
D. 潮涌
E. 风化
183. 菟丝子加热水煮沸后会
184. 芒硝贮存一定时间后变为粉末的现象称作

(185 ~ 186 题共用备选答案)
A. 松泡
B. 鸡爪连
C. 拌衣
D. 青皮白口
E. 花白点
185. 味连根和根茎呈簇状分枝,俗称
186. 青皮药材外色青褐,内色黄白的优质品,称为

(187 ~ 188 题共用备选答案)
A. 底根
B. 吃青角
C. 虎口
D. 虎牙
E. 轮节
187. 二杠茸的分叉部位称为
188. 川芎药材表面极短的节间所呈现的平行结节状突起,称作

(189 ~ 190 题共用备选答案)
A. 返砂
B. 抽沟
C. 毛笔头
D. 青皮白口
E. 松泡
189. 辛夷的鉴别特征是
190. 南沙参的鉴别特征是

(191 ~ 192 题共用备选答案)
A. 养血安神丸
B. 小青龙合剂

C. 辛芩颗粒
D. 鼻渊舒口服液
E. 小金丹
191. 主治过敏性鼻炎的是
192. 用于鼻窦炎、鼻炎属肺经风热及胆腑郁热证的是

（193～194 题共用备选答案）
A. 三七伤药片
B. 藿香正气水
C. 四神丸
D. 中风回春丸
E. 清开灵注射液
193. 可解表化湿、理气和中的是
194. 可活血化瘀、舒筋通络的是

（195～196 题共用备选答案）
A. 荷丹片
B. 复方丹参滴丸
C. 乐脉颗粒
D. 七厘散
E. 梅花点舌丸
195. 主治跌仆损伤、血瘀疼痛、外伤出血的中成药处方药是
196. 主治气滞血瘀所致胸痹的中成药处方药是

（197～198 题共用备选答案）
A. 启脾丸
B. 养血荣筋丸
C. 当归红枣颗粒
D. 如意金黄散
E. 明目地黄丸
197. 属于外科用药的是
198. 属于妇科用药的是

（199～200 题共用备选答案）
A. 小柴胡片
B. 牛黄解毒片
C. 安宫牛黄丸
D. 人参再造丸
E. 华佗再造丸
199. 属于解表药的是
200. 属于温里药的是

（201～202 题共用备选答案）
A. 补益药
B. 解表药
C. 攻下药
D. 安神药
E. 治疟药
201. 应在饭后服用的是
202. 应在发病前 2 小时服用的是

（203～204 题共用备选答案）
A. 酒类
B. 鱼类
C. 生冷食物
D. 辣味食物
E. 茶
203. 服解表药，宜少食
204. 服温补药，宜少食

（205～206 题共用备选答案）
A. 5～10 分钟
B. 10～15 分钟
C. 20～30 分钟
D. 30～60 分钟
E. 60 分钟
205. 以花、茎、全草类为主的饮片一般煎药时可浸泡
206. 以根、根茎、种子、果实等为主的饮片在煎药时可浸泡

（207～208 题共用备选答案）
A. 最粗粉
B. 中粉
C. 细粉

D. 最细粉
E. 极细粉

207. 全部通过一号筛,但混有能通过三号筛不超过20%的粉末是
208. 全部通过六号筛,并含能通过七号筛不少于95%的粉末是

(209~210题共用备选答案)
A. 月季花
B. 枸杞子
C. 苦杏仁
D. 桃仁
E. 郁李仁

209. 既容易散失气味,又容易变色的药材是
210. 既容易走油,又容易变色的药材是

(211~212题共用备选答案)
A. 西红花
B. 西洋参
C. 鹿茸
D. 麝香
E. 牛黄

211. 可与冬虫夏草共同贮藏以防生虫的是
212. 可与花椒共同贮藏以防生虫的是

(213~214题共用备选答案)
A. 大蒜
B. 生姜
C. 蜂蜜
D. 花椒
E. 当归

213. 可防止蜂蜜“涌潮”的是
214. 可防止麝香走气色的是

(215~216题共用备选答案)
A. 烘干法
B. 甲苯法
C. 减压干燥法
D. 分光光度法
E. 液相色谱法

215. 适用于含挥发性成分药品中水分测定的是
216. 适用于含挥发性成分的贵重药品的水分测定法是

参考答案

1. A	2. C	3. C	4. B	5. C	6. D	7. C	8. C	9. D	10. A
11. C	12. C	13. E	14. E	15. C	16. E	17. E	18. B	19. D	20. E
21. D	22. E	23. E	24. C	25. A	26. B	27. A	28. C	29. A	30. E
31. E	32. B	33. D	34. C	35. E	36. C	37. C	38. C	39. E	40. B
41. A	42. A	43. E	44. E	45. B	46. A	47. B	48. D	49. A	50. C
51. A	52. A	53. D	54. A	55. A	56. B	57. C	58. C	59. D	60. E
61. C	62. C	63. E	64. E	65. B	66. A	67. E	68. E	69. B	70. C
71. C	72. D	73. D	74. E	75. B	76. D	77. A	78. A	79. D	80. B
81. C	82. D	83. B	84. D	85. D	86. E	87. D	88. E	89. B	90. A
91. D	92. B	93. D	94. A	95. E	96. D	97. C	98. E	99. B	100. C
101. C	102. D	103. E	104. E	105. B	106. B	107. D	108. C	109. B	110. E
111. C	112. B	113. D	114. B	115. A	116. C	117. E	118. B	119. D	120. B
121. E	122. E	123. D	124. E	125. B	126. C	127. E	128. D	129. B	130. D

131. E	132. A	133. E	134. C	135. A	136. E	137. C	138. B	139. C	140. B
141. D	142. E	143. B	144. C	145. D	146. B	147. B	148. C	149. C	150. D
151. B	152. D	153. B	154. C	155. A	156. B	157. A	158. B	159. A	160. E
161. A	162. B	163. A	164. B	165. C	166. B	167. B	168. B	169. A	170. B
171. D	172. B	173. B	174. D	175. A	176. E	177. A	178. B	179. A	180. B
181. A	182. D	183. B	184. E	185. B	186. D	187. C	188. E	189. C	190. E
191. C	192. D	193. B	194. D	195. D	196. B	197. D	198. C	199. A	200. D
201. A	202. E	203. C	204. E	205. C	206. D	207. A	208. D	209. A	210. B
211. A	212. C	213. B	214. E	215. B	216. C				